Ali Al-Mayoof
Mohammed Hamawendi

Apendicite aguda em crianças

Ali Al-Mayoof
Mohammed Hamawendi

Apendicite aguda em crianças

ScienciaScripts

Cover image: www.ingimage.com

This book is a translation from the original published under ISBN 978-3-330-35309-1.

Publisher:
Sciencia Scripts
is a trademark of
Dodo Books Indian Ocean Ltd. and OmniScriptum S.R.L publishing group

120 High Road, East Finchley, London, N2 9ED, United Kingdom
Str. Armeneasca 28/1, office 1, Chisinau MD-2012, Republic of Moldova, Europe
Printed at: see last page
ISBN: 978-620-7-69731-1

Dedicação

Mestres cirurgiões Professores Estudantes Mentores e amigos

Prefácio

As doenças do apêndice não são tão comuns nas crianças como nos adultos, no entanto, a apendicite continua a ser a causa mais comum de cirurgia abdominal de urgência nas crianças.

Tem havido sempre dificuldades no diagnóstico atribuídas a apresentações inespecíficas, à sobreposição de sintomas com muitas outras doenças comuns da infância, juntamente com a incapacidade da criança para exprimir os sintomas e o exame abdominal difícil neste grupo etário.

Nesta breve revisão, o nosso objetivo é esclarecer alguns dos aspectos deste problema neste grupo etário. Os antecedentes históricos, a embriologia, as anomalias congénitas e a anatomia cirúrgica são abordados de forma breve nos dois primeiros capítulos. O terceiro capítulo é dedicado aos vários aspectos clínicos do problema nas crianças, enquanto os dois últimos capítulos se centram em duas questões importantes, a apendicectomia acidental e os esforços recentes para reduzir a taxa de apendicectomia negativa.

Esperamos que este trabalho seja útil para os estagiários de cirurgia e colegas na prática.

Ali F. Al-Mayoof

Consultor cirurgião pediátrico

Conteúdo:

Capítulo 1

Antecedentes históricos e embriologia

Antecedentes históricos

O apêndice foi mostrado pela primeira vez nos desenhos de Leonardo da Vinci em 1492, publicados no século XVIIIth , enquanto as primeiras descrições de apendicite foram escritas por Jean Fernel e Von Heister em 1544 e 1652, respetivamente[1,2] .

Existem muitas controvérsias sobre a primeira pessoa que efectuou uma apendicectomia bem sucedida. Charles McBurney, em 1889, descreveu o ponto máximo de sensibilidade abdominal na fossa ilíaca direita devido a apendicite aguda, que deu origem ao seu nome "ponto McBurney". Posteriormente, em junho de 1894, apresentou à Chicago Medical Society (CMS) a "gridiron incision" (incisão de McBurney)[3] . No mesmo ano, Lewis L. Mc Arthur publicou a sua técnica de incisão vertical na linha média, enquanto em 1897 William Henry Battle defendeu uma incisão vertical através do bordo lateral da bainha do reto direito, atualmente conhecida como incisão paramediana inferior direita. A apendicectomia laparoscópica pura foi efectuada pela primeira vez por Semm em 1983[4] .

Embriologia

Distalmente à entrada do ducto biliar comum no duodeno, o intestino médio começa imediatamente e termina ao nível da junção entre os dois terços proximais e o terço distal do cólon transverso[5] . O intestino médio, que consiste no duodeno distal, jejuno, íleo, ceco, apêndice, cólon ascendente e dois terços proximais do cólon transverso, é totalmente fornecido pela artéria mesentérica superior. "Fig. 1"

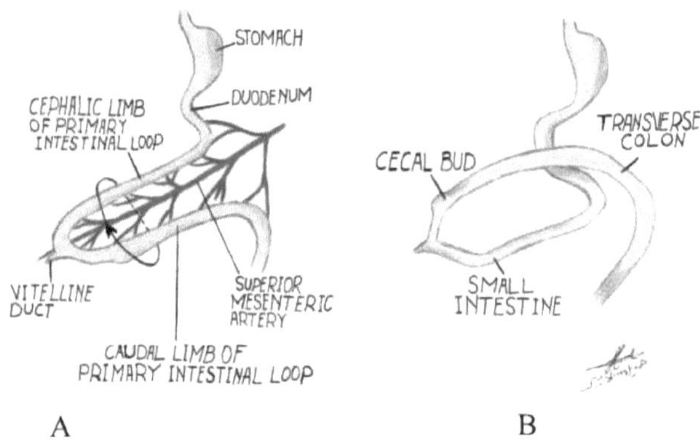

Figura 1: (Vista lateral da ansa do intestino médio). A. Toda a alça é suprida pelos ramos da artéria mesentérica superior. Antes da rotação no sentido anti-horário (seta). B. 180º rotação anti-horária da alça intestinal primária. "Modificado de T.W.Sadler. Langman's Medical Embryology 12th ed. Lippincott; 2012"

O gema cecal começa como uma dilatação cónica do membro caudal do intestino médio no feto de 6 semanas(5) "Figura 2". Após a rotação extracoelómica do intestino médio no sentido contrário ao dos ponteiros do relógio "Figura 1", o botão cecal é a última parte a reentrar na cavidade abdominal. Nessa altura, situa-se no quadrante superior direito do abdómen, descendo depois para a fossa ilíaca direita, colocando o cólon ascendente e a flexura hepática no seu local original. Durante a descida cecal, o apêndice formou-se como um divertículo estreito na extremidade distal do ceco. O crescimento do apêndice é mais lento e desproporcional ao crescimento do ceco e essa diferença de crescimento continua na vida pós-natal. Ao nascimento, o diâmetro do cólon é mais de quatro vezes maior do que o do apêndice; este valor é quase duplicado na maturidade. (6).

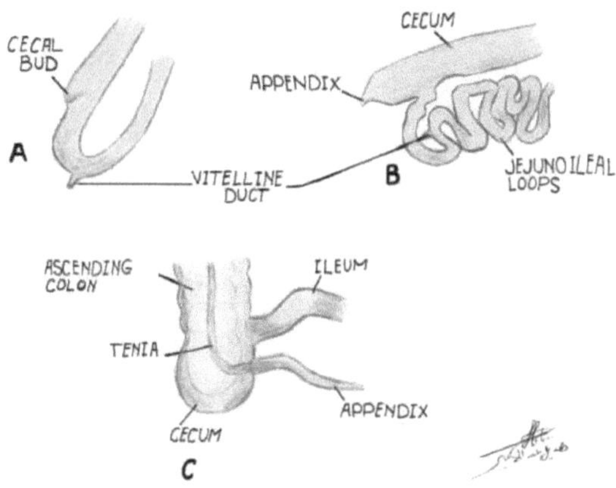

Figura 2: Desenvolvimento embriológico do ceco e do apêndice. A= 6 semanas. B= 8 semanas. C= à nascença

" Modificado de T.W.Sadler. Langman's Medical Embryology 12th ed. Lippincott; 2012"

Na oitava semana de gestação, o apêndice começa a tornar-se visível como uma projeção no ápice do ceco. Com o crescimento do ceco, a origem do apêndice desloca-se medialmente em direção à válvula ileocecal "Fig. 3". Na infância, as paredes cecais direita e anterior crescem de uma forma relativamente mais rápida, levando a uma posição assimétrica do apêndice(7) . A posição simétrica é a condição normal na maturidade. O apêndice retrocecal é uma condição juvenil devida à rotação do cólon direito e do ceco em torno do seu próprio eixo longo(8) . Esta posição ocorre em 27-65% das pessoas(9,10) . O aspeto circular do apêndice mantém-se até à 12ª semana, aparecendo depois como lobulado. As vilosidades, que estavam presentes no embrião de 4th e 5th meses, desaparecem antes do nascimento. Os nódulos linfáticos aparecem na parede do apêndice por volta do 7th mês, e começam a aumentar em número em direção à puberdade e depois diminuem gradualmente(11) . Por este motivo, é frequente encontrar um lúmen apendicular obliterado em doentes idosos.

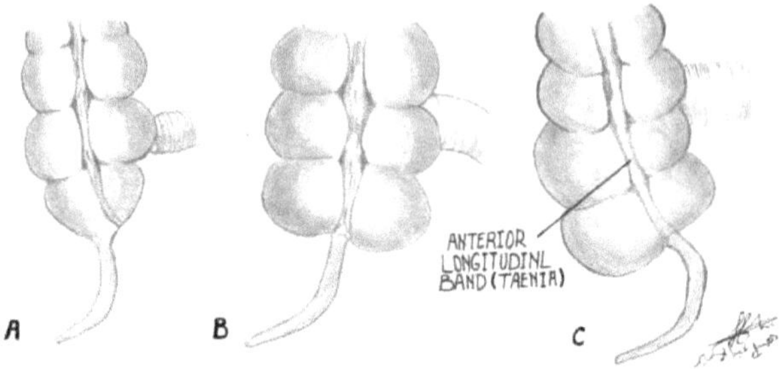

Figura 3: Tipos de apêndice e ceco. A&B representam a forma infantil". Quando presentes no adulto, representam uma paragem ligeira do desenvolvimento". C. Forma adulta. "Modificado de Skandalakis JE, Gray SW, Rowe JS Jr. Complicações anatómicas em cirurgia geral. New York: McGraw-Hill, 1983"

Referências:

1. Williams GR. Discurso presidencial: A history of appendicitis. Annals of Surgery 1983; 197(5):495-506.

2. John E. Skandalakis, Gene L. Colborn, Thomas A. Weidman et al. Apêndice. Em Skandalakis' Surgical Anatomy: The Embryologic and Anatomic Basis of Modern Surgery. 1ª edição. McGrow-Hill's 2004.

3. McBurney C. The incision made in the abdominal wall in cases of appendicitis, with a description of a new method of operating. Ann Surg, 1894; 20:38-43.

4. Semm K; Apendicectomia endoscópica. Endoscopia 1983; 15:59-64.

5. T.W.Sadler. Langman's Medical Embryology, 12ª ed., Lippincott. Lippincott; 2012.

6. John E. Skandalakis, Gene L. Colborn, Thomas A. Weidman et al. Apêndice. Em Skandalakis' Surgical Anatomy: The Embryologic and Anatomic Basis of Modern Surgery. 1ª edição. McGrow-Hill's 2004

7. Wakeley CPG. The position of the vermiform appendix ascertained by an analysis of 10,000 cases. J Anat 1933; 67:277.

8. Maisel H.The position of the human vermiform appendix in fetal and adult age groups. Anat Rec 1960; 136:385.

9. Ramsden WH, Mannion REJ, Simpkins KC, de Dombal FT.bls. The appendix where you think it is - and if not, does it matter? Clinical Radiology. 1933; 47:100-103.

10. Schumpelick V, Dreuw B, Ophoff, Prescher A. Appendix and Caecum Embryology, anatomy, and surgical applications. Surgical Clinic of North America 2000;80(1):295-318.

11. Moore KL, Persaud TVN: The Developing Human. Clinically Oriented Embryology, 7ª ed., Filadélfia, WB Saunders, 2003. Filadélfia, WB Saunders, 2003.

Capítulo 2

Anatomia cirúrgica

Anatomia cirúrgica:

O apêndice vermiforme é um tubo muscular cego que surge do aspeto póstero-medial do ceco, inferior à válvula ileocecal em 2,5 cm. O comprimento do apêndice varia de 2-20 cm no adulto[1], enquanto a base tem um diâmetro que varia de 0,5-1,5 cm. O mesoapêndice é um mesentério triangular curto derivado do lado posterior do mesentério do íleo terminal, contendo a artéria e a veia apendiculares. A artéria apendicular origina-se da artéria cecal posterior, que é um ramo da artéria ileocólica (Figura 1). A veia apendicular drena sangue para a veia ileocólica e depois para a veia mesentérica superior[2]. Uma vez que o apêndice é um tubo cego com um único fornecimento de sangue arterial, torna-se facilmente perfurado e gangrenoso quando o lúmen é obstruído por um fecólito com aumento da pressão intraluminal.

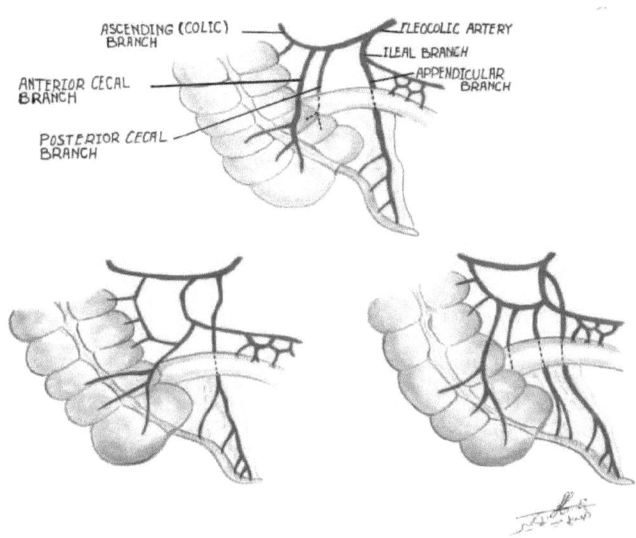

Figura 1: Variações no suprimento sanguíneo do apêndice. (Modificado de Skandalakis JE, Gray SW, Rowe JS Jr., Anatomical Complications in General Surgery. Complicações Anatómicas em Cirurgia Geral. New York: McGraw-Hill, 1983; depois de Solanke TF. The blood supply of the vermiform appendix in Nigerians. J Anat 1968;102:353-361)

Os vasos linfáticos do ceco e do apêndice passam para os gânglios linfáticos do mesoapêndice e depois para os gânglios linfáticos ileocólicos que se encontram ao longo da artéria ileocólica[3] (Figura 2).

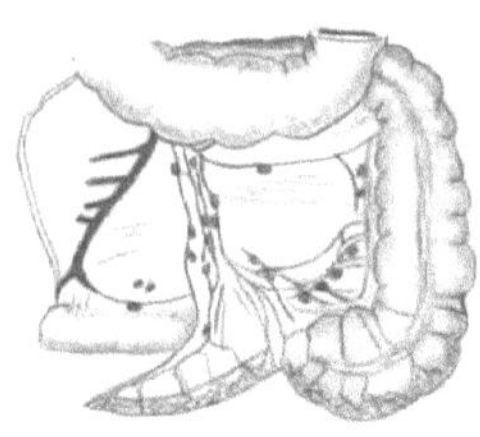

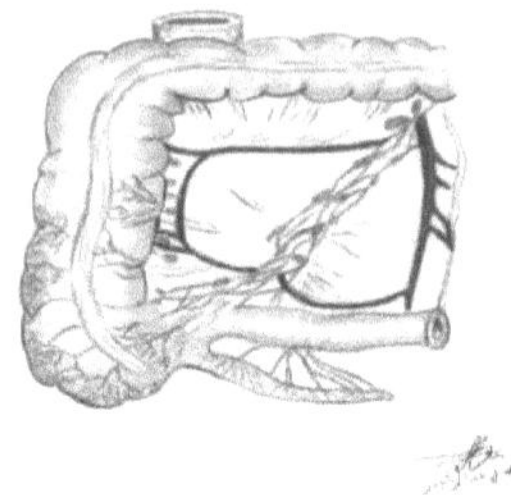

Figura 2: Vista anterior e posterior da drenagem linfática do apêndice (Modificado de Williams RA. Desenvolvimento, estrutura e função do apêndice. In: Williams RA, Myers P. Pathology of the Appendix and Its Surgical Treatment. New York: Chapman & Hall Medical, 1994, pp. 9-30)

As fibras nervosas simpáticas do apêndice originam-se dos gânglios celíaco e mesentérico superior, enquanto as fibras nervosas parassimpáticas derivam do nervo vago. As fibras nervosas aferentes; para a sensação de dor, do apêndice acompanham os nervos simpáticos até os segmentos T8 ou talvez T10 e T11 da medula espinhal.

Histologia:

A parede do apêndice é constituída por uma camada externa de adventícia (serosa), seguida pelo revestimento muscular que consiste em camadas longitudinais e circulares. A camada longitudinal produz um espessamento na base do apêndice que está relacionado com todas as tenias cecais. A submucosa contém muitos folículos linfóides. A mucosa é constituída por epitélio colunar com células M(4) .

Fisiologia:

Até ao momento, ninguém conhece o papel fisiológico exato do apêndice nos seres humanos, mas devido à presença de numerosos folículos linfáticos, aceita-se que o apêndice tenha um papel no sistema imunitário. Para além disso, estes nódulos linfáticos são ricos em leucócitos que segregam anticorpos (IgA) que ajudam no mecanismo de defesa intestinal contra toxinas(5) . Deve ser lembrado que os nódulos linfáticos na parede do apêndice não estão ligados à drenagem linfática do órgão. Os linfócitos formados nos nódulos passam diretamente para o lúmen do apêndice.

Posição do apêndice:

O apêndice encontra-se na fossa ilíaca direita e a sua base está situada no terço lateral de uma linha que une a espinha ilíaca ântero-superior direita ao umbigo "ponto Mc Burney". A ponta do apêndice está sujeita a uma amplitude de movimentos considerável e pode fixar-se a quase todos os órgãos abdominais, exceto ao baço. As posições comuns estão ilustradas na Figura 3.

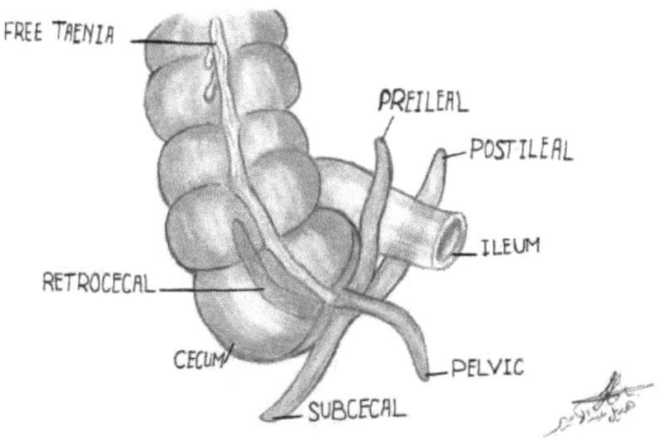

Figura 3: Várias posições anatómicas do apêndice

A posição anatómica do apêndice determina os sintomas e o local do espasmo muscular e da sensibilidade quando o apêndice está inflamado.

Anomalias congénitas:

Embora o apêndice pareça ser uma parte disfuncional do sistema digestivo, as anomalias congénitas são poucas e raras.

Ausência do apêndice:

A ausência de apêndice foi relatada por Morgagni (1719)[6] e Hunter (1762)[7] . Pensa-se que um apêndice ausente se deve ao facto de o apêndice não se ter formado na oitava semana, ou de a taxa de desenvolvimento apendicular ser a mesma que a do ceco, estando assim presente, mas sem demarcação do ceco e, neste caso, existem mais de quatro haustrações no ceco[8] .

Apêndice ectópico:

O apêndice pode ser encontrado na zona lombar[9] ou no tórax, especialmente quando associado a má rotação e hérnia diafragmática[10] . Alguns autores relataram casos de apêndice e ceco não descidos em que o apêndice se encontra no hipocôndrio direito[2] .

Apêndice do lado esquerdo:

Esta condição pode ser encontrada em situs inversus, sem ou com má rotação, ceco móvel com um mesentério longo e um apêndice longo que atravessa a linha média para ser encontrado no quadrante inferior esquerdo do abdómen[11] ou mesmo no saco herniário inguinal esquerdo (Figura 4)

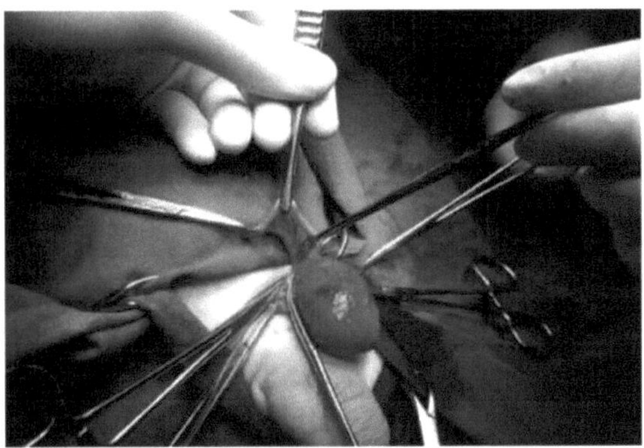

Figura 4: Imagem operatória de um achado acidental de apêndice no saco herniário inguinal esquerdo de um bebé (hérnia de Amyand)

Duplicação do apêndice:

Três tipos de duplicação do apêndice foram descritos por Waugh[12] :

- Apêndice de duplo cano, em que ambos os apêndices têm uma camada muscular comum com uma comunicação distal entre os Lumina.

- Apêndice emparelhado "tipo ave". Neste caso, os apêndices são simétricos em tamanho e situam-se de cada lado da válvula ileocecal.
- Duplicação do tipo Taenia coli. Forma-se um pequeno apêndice numa Taenia de um apêndice normalmente situado e desenvolvido. Este facto pode representar uma continuação do desenvolvimento da protuberância cecal transitória observada da sexta à sétima semana de desenvolvimento.

A Figura 5 mostra a classificação de Cave[13] e Wallbridge[14] da duplicação do apêndice.

Tinckler[15] descreve um apêndice triplicado, enquanto Mesko et al.[16] relatam um apêndice em ferradura com um lúmen contínuo patente com duas aberturas separadas para o ceco e um mesoapêndice em forma de leque durante a cirurgia.

Outras anomalias congénitas do apêndice são os Divertículos Apendiculares Congénitos[17-20] e a Mucosa Heterotópica no Apêndice[21-23] .

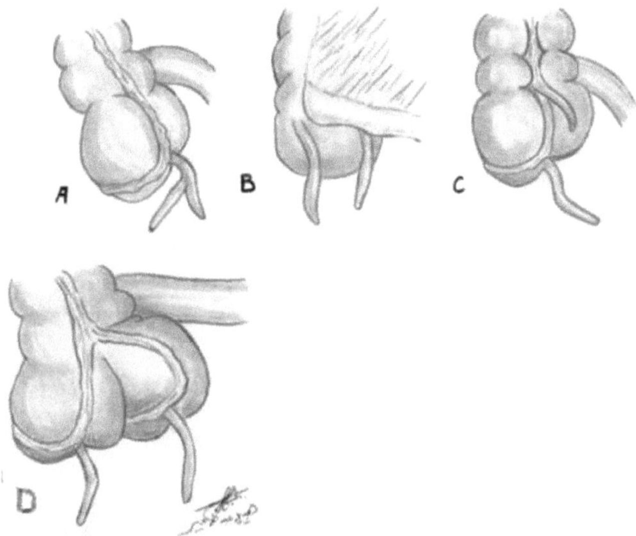

Figura 5: "Sistema de classificação de duplicações de Cave e Wallbridge. **A.** Anomalia de Wallbridge tipo A. Ceco único

e uma duplicação parcial do apêndice com uma base única. São possíveis vários graus de duplicação do apêndice. **B. Anomalia** de Wallbridge tipo B1. Dois apêndices completamente separados surgem de um único ceco e estão dispostos em ambos os lados da válvula ileocecal. **C. Anomalia de** Wallbridge tipo B2. O segundo apêndice é normalmente encontrado a partir da taenia coli da parede do ceco. **D. Anomalia de** Wallbridge de tipo C. Ceco duplo, cada um com seu próprio apêndice. (**A, B, C, D** Modificado de Williams RA. Desenvolvimento, estrutura e função do apêndice. In: Williams RA, Myers P. Pathology of the Appendix and Its Surgical Treatment. New York: Chapman & Hall Medical, 1994, pp. 9-30)".

Referências:

1. Susan Standering. Gray's Anatomy: The anatomical Bsis of Clinical Practice, 39th edition. Elsevier Churchill Livingstone; 2008.

2. Richard S. Snell. Anatomia clínica por regiões. 9th edition. Lippincott Williams & Wilkins; 2012:182.

3. Moore, Keith L.; Dalley, Arthur F. Clinically Oriented Anatomy, 5ª edição; 2006:271-278.

4. Owen RL, Nemanic P. Antigen processing structures of the mammalian intestinal tract. Scanning Electron Microsc 1978;II: 367-78.

5. John Hunter. A anatomia e a fisiologia do apêndice. http://www.appendicitis.pro/the-john-hunter-memorial/the-anatomy-and- physiology [17/4/2017].

6. Morgagni JB. The seats and causes of disease investigated by anatomy. Alexander LB (trans). Nova Iorque: Hafner Publishing, 1960.

7. Hunter W. Medical commentaries. Londres, 1762.

8. Schridde H. Uber den angeborenen Mangel des Processus vermiformis. Virchows Arch (Pathol Anat) 1904; 177:150.

9. Babcock WW. Apendicite lombar e apendicectomia lombar. Surg Gynecol Obstet 1946; 82:414-6.

10. Fawcitt R. Apêndice situado no tórax. Br J Radiol 1948; 21:523-5.

11. Al-Mayoof Ali, Al-Ani Bilal. Hérnia de Amyand do lado esquerdo: Relato de dois casos com revisão da literatura. Eur J Pediatr Surg Rep, 2014 2(1):63- 66. DOI http://dx.doi.org/ 10.1055/s-0033-1347131

12. Waugh TR. Apêndice vermiforme duplex. Arch Surg 1941; 42:311320.

13. Cave AJE. Apêndice vermiforme duplex. J Anat 1936;70:283-292

14. Wallbridge PH. Double appendix. Br J Surg 1963;50:346-347.

15. Tinckler LF. Triple appendix vermiformis: um caso único. Br J Surg 1968;55:79-81. [PubMed: 5635427]

16. Mesko TW, Lugo R, Breitholz T. Horseshoe anomaly of the appendix: a previously undescribed entity. Surgery 1989;106:563-566. [PubMed: 2772830]

17. Royster HA. Appendicitis. New York: Appleton, 1927

18. Favara BE. Divertículos congénitos múltiplos do apêndice vermiforme. Am J Clin Pathol 1968; 49:60-64.

19. Balsano NA, Reynolds BM. Divertículo congénito verdadeiro rompido do apêndice vermiforme sem apendicite associada. NY State J Med 1971; 71:2877-78.

20. Wetzig NR. Diverticulose do apêndice vermiforme. Med J Aust 1986; 145:464-5.

21. Budd DC, Fouty WJ. Apendicite retrocecal familiar. Am J Surg 1977; 133:670-1.

22. Droga BW, Levine S, Baber JJ. Tecido heterotópico gástrico e esofágico no apêndice vermiforme. Am J Clin Pathol 1963; 40:190. [PubMed: 14064868]

23. Haque S, Eisen RN, West AB. Heterotopic bone formation in the gastrointestinal tract. Arch Pathol Lab Med 1996;120:666-670. [PubMed: 8757473]

Capítulo 3

Apendicite aguda em crianças

Apendicite aguda

A apendicite aguda representa a causa cirúrgica mais comum de dor abdominal aguda nas crianças. É responsável por um terço dos internamentos por dor abdominal no serviço de cirurgia. Os rapazes são mais afectados do que as raparigas, com um risco ao longo da vida de 8,67% contra 6,7%[1,2] . Embora tenha sido registada apendicite aguda neonatal, o pico de incidência situa-se entre os 12 e os 18 anos, o que pode ser atribuído às poucas quantidades de tecidos linfóides submucosos à nascença que se multiplicam até atingirem o número máximo na adolescência.

Foi postulado que a apendicite aguda é iniciada por uma obstrução luminal devido a hiperplasia linfoide, fecólito ou ingestão de corpos estranhos ou parasitas. Este fenómeno foi descrito pela primeira vez por van Zwalenberg[3] em 1905 e confirmado experimentalmente por Wangensteen[4] em 1939, onde afirmou que o apêndice humano continuava a segregar muco quando a pressão intraluminal excedia 93 mmHg (Figura 1). Apesar deste facto, muitos casos de apendicite aguda não são precedidos de obstrução luminal. É por isso que o feacólito foi encontrado cirurgicamente em apenas 20% das crianças com apendicite aguda[5] e em 30-40% das crianças com perfuração[6] . O crescimento bacteriano misto de organismos aeróbicos e anaeróbicos, principalmente Yersinia, Salmonella e Shigella ssp. para além da papeira, do coxsackie B e dos adenovírus, desempenham um papel na provocação da hiperplasia linfoide do apêndice e o mesmo se aplica à infestação parasitária com Entamoeba, Enterobius, Strongyloides, Schistosoma e Ascaris[7-15] .

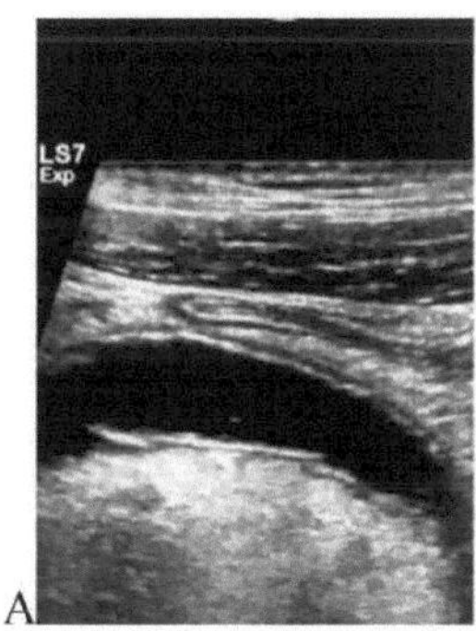

A

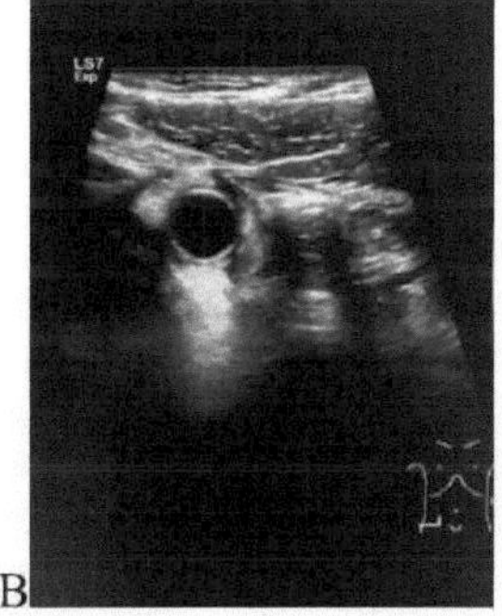

B

Figura 1: Ultrassonografia de mucocele do apêndice que ocorre após obstrução luminal e secreção excessiva de muco para o lúmen. A: Corte longitudinal. B: Vista transversal. [Cortesia do Prof. Raad Hefdhi MBChB,DMRD,FIBMS-RD]

Características clínicas:

A apendicite aguda na criança nem sempre segue as características clássicas dos adultos, necessitando de competências clínicas e tempo de observação ativa para se chegar ao diagnóstico correto. Embora a história comece por vezes com anorexia, a principal preocupação é com a dor abdominal que começa inicialmente na região periumbilical, vaga e mal localizada devido à sua origem visceral, passando depois para a fossa ilíaca direita e tornando-se mais localizada e seversiva (somática). A dor visceral é causada pela distensão do apêndice, enquanto a dor somática se desenvolve quando o apêndice inflamado se liga ao peritoneu parietal. É pouco provável que as cólicas abdominais intermitentes se devam a uma apendicite aguda. Depois disso, a criança queixa-se de náuseas e vómitos. A diarreia é invulgar em casos de apendicite aguda não perfurada, mas ocorre quando há perfuração, o que é comum em bebés e crianças pequenas. Em geral, os ataques recorrentes de vómitos e diarreia são mais sugestivos de gastroenterite do que de apendicite aguda. Algumas crianças podem continuar com fome, enquanto outras podem começar a vomitar antes do início da dor abdominal. A febre, quando presente, é normalmente ligeira. A febre de alto grau está associada a apendicite aguda complicada ou possivelmente a outra causa de dor abdominal aguda em vez de apendicite aguda.

O exame da criança requer paciência e cooperação entre o clínico, por um lado, e os pais e o doente, assustados e preocupados, por outro. A criança pode ser examinada mais do que uma vez para se chegar ao diagnóstico, especialmente em bebés e crianças pequenas. Pode ser necessária sedação em crianças que choram. Foi postulado que a analgesia narcótica não altera a sensibilidade abdominal durante a palpação, mas melhora o nível de conforto do doente(16) . A sensibilidade na fossa ilíaca direita pode ser provocada pela palpação ou percussão sobre o ponto de McBurney ou mesmo pedindo à criança para tossir. A sensibilidade de ressalto é omitida durante o exame da criança. O exame rectal digital e os ruídos intestinais têm pouco valor em crianças com apendicite aguda não complicada. Depois de concluído o exame, é aconselhável pedir à criança que ande e salte para ter uma ideia do grau de dor abdominal e da irritação peritoneal.

Os resultados laboratoriais não são específicos nem sensíveis para o diagnóstico de apendicite aguda; no entanto, são úteis em determinadas condições. O aumento da contagem de leucócitos é geralmente ligeiro ou ausente, enquanto a leucocitose acentuada sugere uma apendicite aguda complicada ou outra causa de dor abdominal. A leucocitose tem uma ampla gama de sensibilidade (96-52%), possivelmente o desvio para a esquerda com o aumento das células da banda de neutrófilos é mais exato do que a própria leucocitose[17-19] . A análise da urina pode mostrar poucos glóbulos vermelhos e brancos, o que é atribuído à proximidade do local de inflamação do apêndice com o ureter ou a bexiga. Podem ser identificados corpos cetónicos na urina se o doente estiver desidratado devido a vómitos graves e a uma ingestão oral deficiente. Embora a proteína C-reactiva seja um mediador inflamatório que aumenta na apendicite aguda, não é um teste de rotina na apendicite aguda, uma vez que os seus resultados não confirmam nem excluem a doença (17, 20).

Tal como nos adultos, existem muitos relatórios sobre sistemas de pontuação estabelecidos para ajudar a melhorar o diagnóstico de apendicite aguda em crianças. A pontuação de Samuel é um sistema de pontuação da apendicite pediátrica (PAS) concebido em 2002 e varia entre 0 e 10[21] . O PAS consiste em achados clínicos e laboratoriais, mas até à data tem-se debatido o seu valor no diagnóstico de apendicite aguda em crianças (tabela 1). O diagnóstico precoce de "sem apendicite" ou "apendicite" com base num score de apendicite pediátrica poderia potencialmente diminuir o tempo e a utilização de recursos no serviço de urgência e evitar tempo, custos e riscos de uma avaliação posterior[22-27] . No entanto, todos estes esforços parecem inúteis, fazendo com que a única forma de diagnosticar a apendicite aguda seja o julgamento clínico com a ajuda de resultados laboratoriais e imagiológicos devido a uma vasta gama de diagnósticos diferenciais (caixa de resumo 1)

Tabela 1: Sistema de pontuação de Samuel para apendicite pediátrica

Variables	score Point value
Anorexia	1
Nausea/vomiting	1
Right lower quadrant tenderness	2
Cough/hopping/percussion/tenderness in the right lower quadrant	2
Migration of pain	1
Elevation in temperature ("Pyrexia," ≥37.3°C)	1
Leukocytosis ≥10 000 cells/mm^3	1
Differential white blood cell count with 75% polymorphonuclear cells or *ANC ≥ 7500 cell/mm^3	1
Score system	
≤5, not appendicitis with recommendation of observation	
≥6, appendicitis with recommendation of surgery	

*ANC: contagem absoluta de neutrófilos.

Summary box 1

Differential diagnosis of acute appendicitis

- Gastroenteritis (viral and bacterial)
- Mesenteric adenitis
- Urinary tract infection
- Cecal, sigmoid or Meckel's diverticulitis
- Acute cholecystitis
- Acute pancreatitis
- Inflammatory bowel disease
- Tubo-ovarian pathology including ectopic pregnancy and ovulatory pain
- Constipation
- Urinary system pathology e.g. UTI, PUJ obstruction, and renal stones
- Right lower lobe pneumonia
- Malignancy e.g. lymphoma, and adenocarcinoma

Estudos de imagiologia:

A maioria das crianças com dor abdominal aguda na nossa comunidade é diagnosticada como casos de linfadenite mesentérica por pediatras e médicos de clínica geral, dependendo do exame clínico, o que leva a uma apresentação tardia. Verificou-se que este erro de diagnóstico é mais frequente nos hospitais que efectuam menos de uma apendicectomia pediátrica por semana. [28] Apesar de uma apendicectomia negativa de 10-20% ser considerada adequada ou mesmo aconselhável, recentemente chegámos a um valor muito inferior, tal como relatado por alguns hospitais de grande volume de drenagem pediátrica, que atinge menos de 5%. (29,30)

Quando os estudos imagiológicos são efectuados de forma precisa e adequada, são melhores do que o julgamento clínico no diagnóstico de apendicite aguda em crianças e reduzem a necessidade de cirurgia. Apesar dos modernos exames imagiológicos, não se registam alterações na taxa global de apendicectomia negativa[31] .

A radiografia simples do abdómen já não é utilizada numa criança com apendicite aguda, exceto se houver obstrução intestinal, massa ou perfuração. Embora a radiografia tenha uma sensibilidade muito baixa, pode mostrar fecólitos, o que é significativo numa criança com dor abdominal. O fecólito foi identificado em 10-15% das crianças com apendicite aguda perfurada[32] . A ansa sentinela, o íleo localizado e a escoliose são outras características que podem ser detectadas em radiografias simples do abdómen.

A ultrassonografia é um exame que depende do operador, mas quando realizado por uma pessoa qualificada tem excelentes resultados com sensibilidade e especificidade superiores a 90%[33, 34] . Os achados ultra-sonográficos da apendicite aguda são uma parede apendicular não compressível com um diâmetro igual ou superior a 7 mm, a presença de fecólito ou uma massa complexa na fossa ilíaca direita (Figuras 2 e 3). A utilização de técnicas adicionais durante o exame ultrassónico pode melhorar a precisão do diagnóstico, como a compressão graduada e a auto-localização. Na nossa prática, verificámos uma melhor precisão diagnóstica da ecografia quando realizada por um radiologista pediátrico, um cirurgião pediátrico ou um radiologista com boa experiência em imagiologia pediátrica. Este facto é apoiado por um estudo realizado nos EUA[34] .

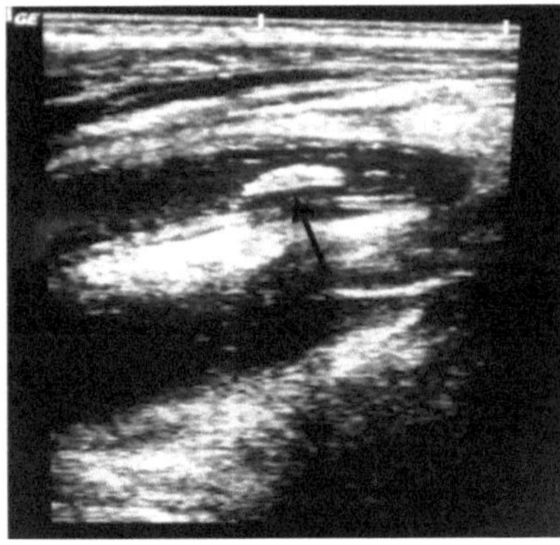

Figura 2: Achados ultrassonográficos de apendicite aguda em crianças: Fecólito (seta preta). [Cortesia do Prof. Raad Hefdhi MBChB,DMRD,FIBMS-RD]

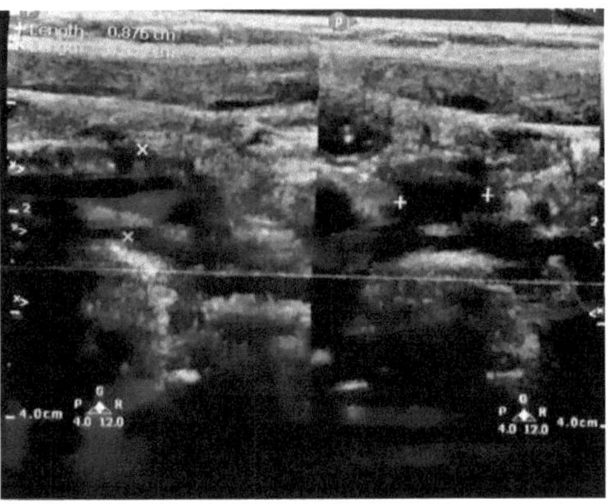

Figura 4: Achados ultra-sonográficos de apendicite aguda em crianças: Aumento da espessura da parede do apêndice superior a 6 mm.[Cortesia do Consultor Dhoha Farooq MBChB. CABR]

A tomografia computorizada (TC) é superior à ecografia porque tem uma melhor sensibilidade e especificidade (>95%)[(35-38)] e não depende do operador, mas é dispendiosa e expõe a criança a uma dose elevada de radiação, para além da possível necessidade de sedação ou mesmo de anestesia geral, especialmente em crianças em idade pré-escolar e não cooperantes. Os critérios diagnósticos úteis da TC incluem um apêndice aumentado (>6 mm), gordura periappendicular, espessura da parede do apêndice (>1 mm) e realce da parede do apêndice[(39,40)] (Figura 4). A Ressonância Magnética (RM) é considerada superior à TC por alguns estudos[(41)] , uma vez que tem a mesma taxa de precisão sem risco de radiação, mas existem problemas relacionados com o custo, a acessibilidade e a necessidade de sedação ou mesmo anestesia.

Nalguns centros, quando a história, o exame clínico e os estudos imagiológicos são inconclusivos, utiliza-se um exame de glóbulos brancos marcados com radionuclídeos que tem uma sensibilidade muito elevada e uma especificidade modesta (97% vs 80%)[(42)] .

De acordo com as características clínicas e a investigação anteriormente mencionadas, verificámos que nada é melhor do que um bom julgamento clínico no diagnóstico de apendicite aguda e, na nossa experiência, a contagem de leucócitos e o exame geral de urina são úteis em muitos casos. Além disso, a ultrassonografia, quando acessível e realizada por uma pessoa experiente, seria de grande utilidade para diminuir a taxa de apendicectomia negativa, ao passo que a TC e a RMN são dispendiosas e demoradas, para além do risco de radiação da TC, que afecta mais os tecidos em desenvolvimento e em crescimento, fazendo com que o risco fatal de radiação induzida por malignidade para uma criança de 1 ano seja de 0,18%.[(42,43)] Ao adotar esta política, conseguimos uma taxa de apendicectomia negativa de 13,4%.[(27)]

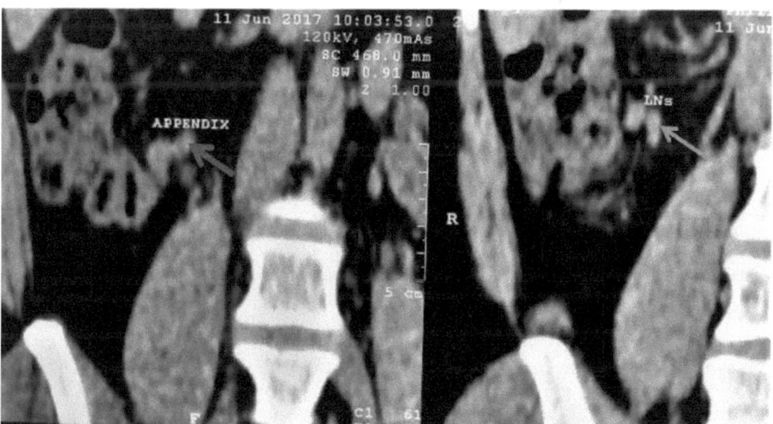

Figura 4: Duas secções coronais de TC revelaram o apêndice como uma estrutura tubular (seta vermelha) e o aumento dos gânglios linfáticos apendiculares (seta verde) [Cortesia do Prof. Raad Hefdhi

MBChB,DMRD,FIBMS-RD]

Tratamento:

O tratamento da apendicite aguda depende da condição do doente e do estado do apêndice. Se o doente se apresentar precocemente e o apêndice não estiver perfurado, efectua-se a apendicectomia clássica, enquanto que a apresentação tardia com apendicite aguda complicada necessita de reanimação pré-operatória com fluidos intravenosos e antibióticos, o que pode demorar 12-24 horas antes da cirurgia. Outros continuarão com o tratamento não operatório e efectuarão ou não a apendicectomia de intervalo após 8-12 semanas. Os cirurgiões que evitam a apendicectomia de intervalo assumem que o risco de outro ataque é mínimo, o que é apoiado por um estudo de 8%[(44)] , enquanto outros consideram que é mais confortável para os doentes e para os pais, com uma diminuição dos custos, o que se reflecte num inquérito da Associação Americana de Cirurgia Pediátrica (APSA) em 2003[(45)] . Um estudo indicou que a taxa de insucesso do tratamento não operatório na apendicite aguda complicada atinge 84% se a formação de bandas leucocitárias for superior a 15%.[(46)] Se a criança não responder ao tratamento não operatório no prazo de 2472 horas, inicia-se a intervenção cirúrgica, que vai desde a drenagem isolada ou a apendicectomia com medidas adicionais para assegurar o encerramento do coto, como a utilização de um penso omental sobre o coto, com ou sem inversão do coto, ou mesmo a ileocecectomia com anastomose primária.

A apendicectomia é classicamente efectuada através de uma incisão no quadrante inferior direito que divide o músculo. Depois disso, o ceco, o apêndice e o seu mesoapêndice são libertados através da ferida. O mesoapêndice é dividido com ligadura de transfixação seguida de ligadura da base do apêndice. Este procedimento não difere do aplicado no paciente adulto e desde a sua descrição por McBurney em 1893.[(47)] Não defendemos a adição de técnicas de inversão do coto apendicular utilizando suturas em Z ou pursestring, uma vez que estudos recentes confirmaram que o procedimento tradicional é tão eficaz como as técnicas de inversão.[(48,49)] Nas últimas décadas, a apendicectomia laparoscópica tornou-se popular, quer se trate de múltiplas portas ou de apendicectomia laparoscópica de incisão única (SILA).

Independentemente dos procedimentos utilizados, continua a haver debates sobre qual o procedimento superior; pensamos que cada instituição tem a sua experiência e resultados de acordo com os recursos e a experiência dos cirurgiões. Mas continuamos a acreditar que a apendicectomia laparoscópica deve ser o objetivo de todos os cirurgiões pediátricos.

O regime de antibióticos utilizado nos casos de apendicite aguda deve ser de largo espetro, abrangendo todos os organismos entéricos. Uma dose única pré-operatória é suficiente nos casos não complicados, e o doente tem geralmente alta nas 24 horas seguintes à cirurgia, sem necessidade de uma dose de 2nd antibióticos, como revelam os estudos actuais.(50,51) Nos casos de apendicite aguda complicada, a terapêutica antibiótica continua até à resolução clínica(52) , ou até a criança estar afebril durante 24 horas(53) . Os antibióticos triplos tradicionais (ampicilina, gentamicina e clindamicina) eram anteriormente utilizados em casos de apendicite aguda complicada.(54) No entanto, uma monoterapia de pipracilina/tazobactam é tão eficaz como os antibióticos triplos nas infecções intra-abdominais e o mesmo se aplica à ceftriaxona quando combinada com metronidazol.(55-58) A escolha do regime de antibióticos continua a ser uma questão controversa. Um recente ensaio comparativo retrospetivo e aleatório concluiu que a melhor escolha é uma dose única diária de ceftriaxona de 50mg/kg/dia com metronidazol de 30mg/kg/dia, o que representa o regime mais simples e menos dispendioso(58) e, normalmente, prescrevemos esta combinação aos nossos doentes.

Recentemente, alguns centros iniciaram um tratamento não operatório com antibióticos para os casos de apendicite aguda não complicada, especialmente quando a criança apresentava dor abdominal num período inferior a 48 horas, sem evidência de complicações através de estudos clínicos e imagiológicos, salientando uma diminuição da morbilidade e dos custos.(59-65) Embora os dados ainda sejam insuficientes para adotar este tipo de tratamento em todas as crianças com apendicite aguda não complicada, a apendicectomia continua a ser a forma padrão de tratar uma criança com apendicite aguda.

Cuidados pós-operatórios:

Os nossos objectivos no período pós-operatório são a promoção de uma cicatrização sem infeção, para além da alta precoce de uma criança sem dor e com alimentação normal. Esta última pode requerer 1-3 dias num procedimento não complicado. O tempo necessário para a alta da criança depende inteiramente das circunstâncias perioperatórias, para além das políticas de saúde. Nos EUA, qualquer que seja o procedimento utilizado numa criança com apendicite aguda não complicada, os doentes podem ter alta no mesmo dia ou no dia seguinte à cirurgia devido aos custos elevados para a família, que não são necessariamente cobertos pelas companhias de seguros de saúde. Nalgumas regiões da Europa, a criança tem alta após 5-7 dias devido às regras da política de saúde.[66] Na nossa prática, normalmente damos alta à criança no prazo de 3 dias após a cirurgia e, nessa altura, os doentes devem estar sem dores e sem febre, com uma boa ingestão oral.

Ainda existe controvérsia quanto à utilização de drenagem e irrigação peritoneal, quer seja apenas com soro fisiológico ou em combinação com antibióticos. Os autores utilizaram a irrigação apenas com soro fisiológico e tubo de drenagem em casos de apendicite aguda complicada associada a abcessos intra-abdominais; caso contrário, não há necessidade de drenagem ou irrigação, uma vez que estas atrasam a recuperação da criança, especialmente na apendicectomia laparoscópica.[67]

Complicações pós-operatórias:

A incidência de complicações pós-operatórias depende de muitos parâmetros, alguns dos quais estão relacionados com a apresentação do caso, o procedimento operatório e a doença associada que predispõe o doente para complicações. Em geral, as complicações pós-pendicectomia são pouco frequentes e variam desde uma simples infeção da ferida até à obstrução intestinal adesiva. A infeção da ferida é a complicação mais comum e varia entre menos de 1% nos casos não complicados e até 16% nos casos agudos complicados

apendicite.[68] Verificou-se que a incidência de infeção da ferida na apendicectomia laparoscópica é inferior à do procedimento aberto.[69] Anteriormente, pensava-se que os abcessos intra-abdominais eram mais frequentes na abordagem laparoscópica, mas novos dados de meta-análise provaram que a apendicectomia laparoscópica está associada a menos abcessos intra-abdominais do que a técnica convencional.[70] Esta alteração dos dados pode dever-se à melhoria das competências cirúrgicas e da experiência com a cirurgia laparoscópica, para além da revolução nos instrumentos endoscópicos.[71] Outras complicações raras incluem o íleo prolongado, a obstrução intestinal adesiva pós-operatória, a fístula entero-cutânea, a apendicite do coto e a infertilidade nas mulheres.

Referências

1. Sivit CJ, Siegel MJ, Applegate KE, et al. Quando se suspeita de apendicite em crianças? RadioGraphics 2001; 21:247-62.

2. Chen C, Botelho C, Cooper A, et al. Current practice patterns in the treatment of perforated appendicitis in children. J Am Coll Surg 2003; 196:212-21.

3. van Zawlenberg C: The relation of mechanical distension to the etiology of appendicitis. Ann Surg. 1905; 41:437-50.

4. Wangensteen OH, Denis C: Prova experimental da origem obstrutiva da apendicite. Ann Surg 1939; 110:629-47.

5. Curran TJ, Meunchow SK. The treatment of complicated appendicitis in children using peritoneal drainage: Resultados de um hospital público. J PediatrSurg1993 ;28:204-8.

6. Stringel G. Apendicite em crianças: Uma abordagem sistemática para uma baixa incidência de complicações. Am J Surg 1987;154:631-5.

7. Attwood SE, Mealy K, Cafferkey MT, et al. Infeção por Yersinia e dor abdominal aguda. Lancet1987 ;1:529-33.

8. Rabau MY, Avigad I, Wolfstein I. Rubéola e apendicite aguda. Pediatrics 1980;66:813.

9. Rodgers B, Karn G. Yersinia enterocolitis. J Pediatr Surg. 1975; 10:497-9.

10. Sanders DY, Cort CR, Stubbs AJ. Shigelose associada a apendicite. J Pediatr Surg1972; 7:315-17.

11. Adebamowo CA, Akang EE, Ladipo JK, et al. Schistosomiasis of the appendix. Br J Surg1991 ;78:1219-21.

12. Nadler S, Cappell MS, Bhatt B, et al. Infeção do apêndice por Entamoeba histolytica e Strongyloides stercoralis apresentando-se como apendicite aguda. Dig Dis Sci1990 ;35:603-8.

13. Schnell VL, Yandell R, Van Zandt S, et al. Enterobius vermicularis salpingitis: Um episódio distante de apendicite precipitante. Obstet Gynecol1992 ;80:553-5.

14. Kwong MS, Dinner M. Neonatal appendicitis masquerading as necrotizing enterocolitis. J Pediatr1980 ;96:917-18.

15. Valerdiz-Casasola S, Pardo-Mindan FJ. Infeção por citomegalovírus do apêndice em paciente com síndrome de imunodeficiência adquirida. Gastroenterology 1991;101:247.

16. Green R, Bulloch B, Kabani A, Hancock BJ, Tenenbein M. Early analgesia for children with acute abdominal pain. Pediatrics. 2005 Oct 1;116(4):978-83.

17. Kwan KY, Nager AL. Diagnosticar a apendicite pediátrica: Usefulness of laboratory markers. Am J Emerg Med 2010;28: 1009-15.

18. Bolton JP, Craven ER, Croft RJ, et al. Assessment of the value of the white-cell count in the management of suspected acute appendicitis. Br J Surg. 1975; 62:906-8.

19. Doraiswany NV. Leucocyte counts in the diagnosis and prognosis of acute appendicitis in children (Contagem de leucócitos no diagnóstico e prognóstico de apendicite aguda em crianças). Br J Surg. 1979; 66:782-4.

20. Hoffman J, Rasmussen OO. Aids in the diagnosis of acute appendicitis. Br J Surg. 1989; 76:774-9.

21. Samuel M. Pediatric appendicitis score. J Pediatr Surg 2002; 37(6): 872-81.

22. Surana R, O'Donnell B, Puri P. Apendicite diagnosticada após observação ativa não aumenta a morbilidade em crianças. Pediatr Surg Int 1995; 10:76-8.

23. Schneider C, Kharbanda A, Bachur R. Evaluating appendicitis scoring systems using a prospective pediatric cohort. Ann Emerg Med 2007; 49:778-84.

24. Bhatt M, Joseph L, Ducharme FM, et al. Validação prospetiva da pontuação da

apendicite pediátrica num departamento de emergência pediátrica canadiano. Acad Emerg Med 2009; 16:591-6.

25. Goldman RD, Carter S, Stephens D, et al. Validação prospetiva da pontuação de apendicite pediátrica. J Pediatr 2008;153:278-82.

26. Mandeville K, Pottker T, et al. Using appendicitis scores in the pediatric ED. American journal for emergency medicine 2011: 29, 972-977.

27. Abdullah AF, Katoof FM, Ahmed BS. Is Pediatric Appendicitis Score Sufficient to Make the Diagnosis of Acute Appendicitis Among Children? Iraqi JMS. Faculdade de Medicina de Al-nahrain. 2013 Apr. 1:195-9.

28. Smink DS, Finkelstein JA, Kleinman K, et al. The effect of hospital volume of pediatric appendectomies on the misdiagnosis of appendicitis in children. Pediatrics 2004;113:18-23.

29. Newman K, Ponsky T, Kittle K, et al. Apendicite 2000: Variability in practice, outcomes, and resource utilization at thirty pediatric hospitals (Variabilidade na prática, resultados e utilização de recursos em trinta hospitais pediátricos). J Pediatr Surg 2003;38:372-9.

30. Smink DS, Finkelstein JA, Garcia Pena BM, et al. Diagnosis of acute appendicitis in children using a clinical practice guideline. J Pediatr Surg 2004;39:458-63.

31. Bachur RG, Hennelly K, Callahan MJ, et al. Diagnóstico por imagem e taxas de apendicectomia negativa em crianças: Efeitos da idade e do género. Pediatrics 2012;129:877-84.

32. Verónica F. Sullins - Steven L. Lee. Apendicite . InGeorge W. Holcomb , J. Patrick Murphy Daniel J. Ostlie Shawn D.St .Peter ASHCRAFT'S PEDIATRIC SURGERY 6th edition , Elsvier 2014.p568- 79.

33. Hahn HB, Hoepner FU, Kalle T, et al. Sonografia de apendicite aguda em crianças: 7 anos de experiência. Pediatr Radiol 1998;28:147-51

34. Trout AT, Sanchez R, Ladino-Torres MF, et al. A critical evaluation of ultrasound for the diagnosis of pediatric acute appendicitis in a real-life setting: Como podemos melhorar o valor diagnóstico da ultrassonografia? Pediatr Radiol 2012; 9 de março Online Springer-Verlag.

35. Lowe LH, Penney MW, Stein SM, et al. TC limitada do abdómen sem contraste no diagnóstico de apendicite em crianças: Comparação com a ecografia. AJR Am J Roentgenol 2001;176: 31-5.

36. Pena BM, Taylor GA, Fishman SJ, et al. Custos e eficácia da ultrassonografia e da tomografia computadorizada limitada para o diagnóstico de apendicite em crianças. Pediatrics 2000;106:672-6.

37. Pickuth D, Spielmann RP. Unenhanced spiral CT for evaluating acute appendicitis in daily routine: Um estudo prospetivo. Hepatogastroenterology 2001;48:140-2

38. Weltman DI, Yu J, Krumenacker J Jr, et al. Diagnóstico de apendicite aguda: Comparison of 5- and 10-mm CT sections in the same patient. Radiology 2000;216:172-7.

39. Gwynn LK. Appendiceal enlargement as a criterion for clinical diagnosis of acute appendicitis: É fiável e válido? J Emerg Med2002;23:9-14.

40. Choi D, Park H, Lee YR, et al. The most useful findings for diagnosing acute appendicitis on contrast-enhanced helical CT. Ata Radiol 2003;44:574-82.

41. Horman M, Paya K, Eibenberger K, et al. Imagens de RM em crianças com apendicite aguda não perfurada: Value of unenhanced MR imaging in sonographically selected cases. AJR Am J Roentgenol 1998;171:467-70.

42. Evetts BK, Foley CR, Latimer RG, Rimkus DS: TC-99 hexamethylpropyleneamineoxide scanning for the detection of acute appendicitis. J Am Coll Surg 1994;179:197.

43. Brody AS, Frush DP, Huda W, et al. Radiation risk to children from computed tomography. Pediatrics 2007;120:677-82.

44. Brenner DJ, Elliston CD, Hall EJ, et al. Estimated risks of radiation-induced fatal cancer from pediatric CT. Br J Radiol 2008;81:362-78.

45. Puapong D, Lee SL, Haigh PI, et al. Routine interval appendectomy in children is not indicated. J Pediatr Surg 2007;42: 1500-3.

46. Muehlstedt SG, Pham TQ, Schmeling DJ. The management of pediatric appendicitis: A survey of North American Pediatric Surgeons. J Pediatr Surg 2004;39:875-9.

47. Kogut KA, Blakely ML, Schropp KP, et al. The association of elevated percent bands on admission with failure and complications of interval appendectomy. J Pediatr Surg 2001;36:165-8.
48. McBurney C. The incision made in the abdominal wall in cases of appendicitis, with a description of a new method of operating. Ann Surg 1894;20:38-43.
49. KHAN, S. Assessment of stump invagination versus simple ligation in open appendicectomy (Avaliação da invaginação do coto versus ligadura simples na apendicectomia aberta). *Jornal do Instituto de Medicina*, 2010, 32.1: 710.
50. KHAN, Nadim, et al. Simple ligation versus ligation and burial of stump in appendicectomy in patients with clinical diagnosis of acute appendicitis. *Jornal do Instituto de Pós-Graduação Médica (Peshawar - Paquistão)*, 2011, 23.1.
51. Nadler EP, Gaines BA. Comité de Agentes Terapêuticos da Sociedade de Infeção Cirúrgica: Directrizes da Surgical Infection Society sobre terapia antimicrobiana para crianças com apendicite. Surg Infect (Larchmt) 2008;9:75-83
52. Mui LM, Ng CS, Wong SK, et al. Duração óptima dos antibióticos profiláticos na apendicite aguda não perfurada. Aust NZ J Surg 2005;75:425-8.
53. Lee SL, Islam S, Cassidy LD, et al. Antibiotics and appendicitis in the pediatric population: Uma revisão sistemática do comité de resultados e ensaios clínicos da Associação Americana de Cirurgia Pediátrica. J Pediatr Surg 2010;45:2181-5.
54. Horwitz JR, Custer MD, May BH, et al. A apendicectomia laparoscópica deve ser evitada para apendicite complicada em crianças? J Pediatr Surg 1997, 32:1601-1603.
55. ELMORE, James R.; DIBBINS, Albert W.; CURCI, Michael R. The treatment of complicated appendicitis in children: What is the gold standard? *Archives of Surgery*, 1987, 122.4: 424-427.
56. Resultados do ensaio norte-americano de piperacilina/tazobactam em comparação com clindamicina e gentamicina no tratamento de infecções intra-abdominais graves. Investigadores do Piperacillin/ Tazobactam Intra-abdominal Infection Study Group. Eur J Surg Suppl 1994;573:61-6.
57. Maltezou HC, Nikolaidis P, Lebesii E, et al. Piperacillin/ tazobactam versus cefotaxima mais metronidazol para o tratamento de crianças com infecções intra-

abdominais que requerem cirurgia. Eur J Clin Microbiol Infect Dis 2001;20:643-6.
58. Lee SL, Islam S, Cassidy LD, et al. Antibiotics and appendicitis in the pediatric population: Uma revisão sistemática do comité de resultados e ensaios clínicos da Associação Americana de Cirurgia Pediátrica. J Pediatr Surg 2010;45:2181-5.
59. St Peter SD, Tsao K, Spilde TL, et al. Dosagem única diária de ceftriaxona e metronidazol vs. regime antibiótico triplo padrão para apendicite perfurada em crianças: Um ensaio prospetivo aleatório. J Pediatr Surg 2008;43:981-5
60. ABE§, Musa; PETIK, Bulent; KAZIL, Se⅛uk. Tratamento não operatório da apendicite aguda em crianças. *Journal of pediatric surgery*, 2007, 42.8: 1439-1442.
61. GORTER, Ramon R., et al. Revisão sistemática do tratamento não operatório versus operatório da apendicite não complicada. *Jornal de Cirurgia Pediátrica*, 2017.
62. MUDRI, Martina; CORIOLANO, Kamary; BUTTER, Andreana. Análise de custos do manejo não operatório da apendicite aguda em crianças. *Jornal de Cirurgia Pediátrica*, 2017.
63. HARTWICH, Joseph, et al. Tratamento não operatório de apendicite aguda em crianças: um estudo de viabilidade. *Jornal de cirurgia pediátrica*, 2016, 51.1: 111-116.
64. MAHIDA, Justin B., et al. Elevada taxa de insucesso do tratamento não operatório da apendicite aguda com um apendicólito em crianças. *Jornal de cirurgia pediátrica*, 2016, 51.6: 908-911.
65. CARUSO, Anna Maria, et al. Apendicite aguda em crianças: não apenas tratamento cirúrgico. *Jornal de cirurgia pediátrica*, 2017, 52.3: 444-448.
66. HANSSON, Jeanette, et al. Randomized clinical trial of antibiotic therapy versus appendicectomy as primary treatment of acute appendicitis in unselected patients. *British journal of surgery*, 2009, 96.5: 473-481.
67. Kurosh Paya. Appendicitis. Em Pediatric Surgery Diagnosis and Management, por Devendra K Gupta, Shilpa Sharma, Richard G Azizkan. Volume 1, 1st edition, Jaypee Brother Medical Publishers, Nova Deli, Índia, 2009:p597-617.
68. Tsai, M. S., Lai, P. S., Hung, J. S., Lee, C. Y., Lee, P. C., Lai, H. S., & Lee, P. H. A eficácia e a segurança da drenagem intra-abdominal após apendicectomia laparoscópica de emergência para apendicite complicada.E-Da Medical journal

;2015,2:8-14

69. Taqi E, Hadher SA, Ryckman J, et al. Resultado da apendicectomia laparoscópica para apendicite perfurada em crianças. J Pediatr Surg 2008;43;893-5

70. Ciro Esposito, Andres Ignacio Calvo, Marco Castagnetti, Francesca Alicchio, Carlos Suarez, Ida Giurin e Alessandro Settimi. Journal of Laparoendoscopic & Advanced Surgical Techniques (Jornal de Técnicas Cirúrgicas Avançadas e Laparoendoscópicas). outubro de 2012, 22(8): 834-839.https://doi.org/10.1089/lap.2011.0492

71. Masoomi H, Mills S, Dolich MO, et al. Comparação dos resultados da apendicectomia laparoscópica versus aberta em crianças: Data from the nationwide inpatient sample (NIS), 2006-2008. World J Surg 2012;36:573-8.

72. Yagmurlu A, Vernon A, Barnhart DC, et al. Laparoscopic appendectomy for perforated appendicitis: A comparison with open appendectomy. Surg Endosc 2006;20:1051-4

Capítulo 4

Apendicectomia acidental

Apendicectomia acidental

Introdução:

A chamada "apendicectomia acidental", que é a remoção cirúrgica de um apêndice macroscopicamente não doente durante a realização de outro procedimento cirúrgico primário, deve ser diferenciada da remoção de um apêndice macroscopicamente normal durante a exploração de uma presumível apendicite aguda. Deve também ser diferenciada da "apendicectomia electiva", que é um procedimento planeado que pode seguir-se à drenagem de um abcesso apendicular ou ao tratamento conservador de uma massa apendicular (Phlegmon)[(1)] .

É importante reconhecer que o termo "apendicectomia profiláctica" é introduzido por alguns profissionais em áreas de elevada prevalência de apendicite aguda e, com a utilização generalizada da cirurgia laparoscópica, há cirurgiões que defendem a apendicectomia profiláctica laparoscópica. No entanto, trata-se de uma prática muito controversa[(1, 2)] .

Os benefícios e os riscos da prática da apendicectomia incidental deram origem a controvérsia. O ressurgimento do interesse por esta questão surge de vez em quando. Basicamente, os argumentos relativos a este órgão questionam se tem ou não uma função clara e se a remoção acidental de um apêndice normal teria efeitos imprevistos, especialmente no grupo etário pediátrico[(1, 2)] .

Possíveis funções e benefícios do apêndice no ser humano:

Atualmente, existem evidências disponíveis que sugerem que "o apêndice é uma parte altamente especializada do trato alimentar com algumas funções possíveis". A proposta desta "hipótese" depende do facto de o tecido linfoide no apêndice aparecer pela primeira vez cerca de duas semanas após o nascimento, aumentando gradualmente até ao seu pico entre os 12 e os 20 anos de idade. Após os 30 anos, há uma redução abrupta para menos de metade da quantidade de tecido linfoide e depois para um vestígio ou ausência total após os 60 anos[(3)] . Existem evidências de que o apêndice pode estar parcialmente envolvido na formação de linfócitos B e participar no sistema imunitário secreto no intestino[3, 4] . Estas evidências sugerem que "o apêndice pode ser um órgão imunológico útil, embora não indispensável". Além disso, tem havido evidências de que o apêndice pode ser um modulador imunitário do intestino, e a sua ausência pode levar a um aumento das doenças gastrointestinais[5] .

Além disso, nas últimas três décadas, o apêndice foi considerado útil em muitos procedimentos cirúrgicos:

1. Foi ocasionalmente utilizado para substituir secções do "ureter direito"[6, 7] . A reconstrução uretral através de uma transferência livre de apêndice vascularizado também foi relatada. A apendicovesicostomia foi também utilizada como uma nova alternativa ao procedimento de "Mitrofanoff"[8] .

2. Uma apendicocaecostomia continente (o estoma de Mallon) foi útil para casos graves de incontinência fecal no grupo etário pediátrico[9, 10] .

3. A apendicectomia foi utilizada como enterostomia de ventilação para casos tardios de atresia do cólon[11] .

4. Foi também relatado um desvio biliar (colecistoapendicostomia) em casos de colestase intra-hepática familiar progressiva (12).

A prática atual:

De um modo geral, há cirurgiões que consideram que não devem retirar nada, exceto se houver uma indicação clara. Este é um dos extremos de uma escala em que há cirurgiões que removem rotineiramente o apêndice se este estiver acessível no decurso do procedimento operatório. No entanto, a maioria dos cirurgiões pratica ocasionalmente a apendicectomia acidental em circunstâncias especiais[2] .

Na última década, com o advento e a utilização generalizada da cirurgia laparoscópica, algumas pessoas começaram a acreditar que a apendicectomia incidental poderia ser muito bem justificada se fossem operadas por laparoscopia.

Uma minoria de cirurgiões pratica a apendicectomia acidental por rotina. Foi justificada com base no seguinte:

1. O risco de infeção, quer no campo operatório quer na ferida, é negligenciável com uma técnica cuidadosa.

2. Existe sempre a possibilidade de uma apendicite futura e, por conseguinte, a necessidade de voltar a entrar numa cavidade peritoneal não virgem.

3. A remoção do apêndice acrescenta pouco ao tempo de operação, mas poupa muitos recursos cirúrgicos e financeiros no caso de a apendicectomia ser necessária no futuro.

4. A morbilidade e a mortalidade da apendicite aguda, bem como a possibilidade de perfuração subsequente, ultrapassam os possíveis benefícios deste órgão.

5. Existe sempre a possibilidade de descobrir uma patologia assintomática insitu no apêndice removido. O adenocarcinoma primário[(13)] , o tumor carcinoide[(14)] e o linfoma não-Hodgkin de células T primário[(15)] , foram todos descobertos em apêndices removidos acidentalmente.

Por outro lado, aqueles que praticam ocasionalmente a apendicectomia incidental seguem certas directrizes[(16)] que consideram o procedimento justificável se:

1. A operação principal é electiva.

2. O doente está estável.

3. Não existe qualquer risco especial de infeção.

4. O doente não é idoso.

5. A operação não deve exigir o alargamento da incisão nem uma dissecção demorada através de aderências de operações anteriores.

As justificações para aqueles que não praticam a apendicectomia incidental foram as seguintes

1. Durante a apendicectomia, existe sempre um risco mínimo de infeção, quer seja no campo operatório ou na ferida.

2. Um doente a quem tenha sido retirado o apêndice através de uma incisão que não seja "um ferro de engomar", necessita de uma "notificação" para estar disponível em caso de necessidade, pelo menos pode ter um futuro erro de diagnóstico.

3. O aspeto "médico-legal" da realização de "um procedimento sem indicações claras" foi invocado por alguns como justificação para abandonar esta prática.

Uma revisão recente da literatura sugere um possível papel para a apendicectomia incidental em doentes com idades compreendidas entre os 10 e os 30 anos, mas as indicações são menos claras para os doentes com idades compreendidas entre os 30 e os 50 anos e não se vislumbram benefícios nos doentes com mais de 50 anos.

Com o advento da cirurgia laparoscópica, a apendicectomia laparoscópica está a tornar-se mais popular. A primeira descrição de uma apendicectomia incidental laparoscópica foi efectuada em 1983 por Semm na Alemanha(17) . Até à data, não é muito claro se a utilização generalizada da cirurgia laparoscópica aumentou a taxa de apendicectomia acidental**(18)** .

Poucos cirurgiões defenderam a chamada "apendicectomia profilática" em condições de ampla aplicação da cirurgia laparoscópica, tendo em conta as elevadas taxas de desenvolvimento e as dificuldades no diagnóstico da apendicite aguda e os resultados clínicos e económicos favoráveis da apendicectomia laparoscópica**(19, 20)** .

Conclusões:

Afinal, continua a ser difícil concluir até que ponto a apendicectomia incidental é justificável e os benefícios e riscos desta cirurgia são os pontos que suscitam controvérsia.

A apendicectomia acidental está claramente contra-indicada nas seguintes situações:

1. Pacientes cujo estado de saúde é instável
2. Doentes com diagnóstico prévio de doenças inflamatórias intestinais
3. Apêndice inacessível durante o procedimento cirúrgico
4. Doentes com radioterapia planeada, imunossupressão, enxertos vasculares ou outro material estranho intra-abdominal

Deve ser condicionado à doença primária, à técnica cirúrgica (aberta ou laparoscópica) e à idade do doente.

Existem provas recentes sólidas de que os procedimentos laparoscópicos e a utilização generalizada da laparoscopia estão a ter um impacto claro no aumento da taxa de remoção profiláctica de um apêndice normal em doentes saudáveis com menos de 25 anos de idade.

Referências:

1. Kaderli R. Apendicectomia acidental: risco padrão ou injustificado? *Ther Umsch.* 2014; 71(12):753-8
2. Mohammed K. Incidental appendisectomy; How Far is it Justifiable? *Al-Kindy Co Med J.* 2004; 2(1):22-25.
3. Pascher A; Atanasov G. The role of the "biologicals" in intestinal transplantation. *Curr Opin Organ Transplant.* 2016; 21(2):171-7
4. Walker WA, Isselbacher LJ. Anticorpos intestinais. *N. Engl. J. Med.*1997; 297: 767.
5. Minocah-A. Prevalência de apendicectomia prévia entre pacientes que necessitam de endoscopia gastrointestinal. *South. Med. J.* 1999; 92 (1): 413.

6. Obaidah A; Mane SB; Dhende NP; Acharya H; Goel N; Thakur AA; Arlikar J. Our experience of ureteral substitution in pediatric age group. *Urology*. 2010; 75(6):1476-80

7. Caim. MP. Apendicovesicostomia e novas alternativas para o procedimento de Mitrofanoff. *J. Urol*. 1999; 162 (5): 1749-52.

8. Richter.H. O apêndice como substituto do ureter direito em crianças. *J. urol*. 2000; 163 (6): 1908-12.

9. Malone PS. Relatório preliminar; o enema de continência anterógrada. *Lancet* 1990; 336: 1217-1218.

10. Bani-Hani AH; Cain MP; Kaefer M; Meldrum KK; King S; Johnson CS; Rink RC. The Malone antegrade continence enema: single institutional review. J Urol. 2008; 180(3):1106-10.

11. Gangopadhyay AN. Apendicostomia como enterostomia de ventilação para atresia do cólon. *Trop. Doct*. 1999; 29 (3): 165-6.

12. Sharma D; Shah UH; Sibal A; Chowdhary SK. Cholecystoappendicostomy for progressive familial intrahepatic cholestasis. *Indian Pediatr*. 2010; 47(7):626-8

13 .CA Rubio. Adenomas serrilhados tradicionais do trato digestivo superior. J *Clin Pathol*. 2016; 69 (1):1-5.

14 M. E. O'Donnell; J. Carson; W. I. H. Garstin. Surgical Treatment of Malignant Carcinoid Tumors of the Appendix (Tratamento Cirúrgico de Tumores Carcinóides Malignos do Apêndice). *Int J Clin Pract*. 2007; 61(3):431-437.

15 Lindboe.D. Synchronous occurrence of carcinoid tumor of the appendix and T-cell lymphoma of the ileum. Um relato de caso com revisão da literatura. *APMIS*. 1999; 107 (5): 523-8.

16 Fisher. K.S. Guidline for therapeutic decision in incidental appendectomy. *Surg.*

Gynecolo. Obstet. 1990; 171: 95-8.

17 .Semm. K. Apendicectomia endoscópica. *Endoscopia* 1983; 15: 59-64.

18 McGreevy JM; Finlayson SR; Alvarado R; Laycock WS; Birkmeyer CM; Birkmeyer JD. Laparoscopy may be lowering the threshold to operate on patients with suspected appendicitis. Surg Endosc. 2002; 16(7):1046-9

19 Kulik. Lap. É altura de fazer uma escolha: Apendicectomia preventiva ou curativa? *Khirurgia Mosk.* 1999; (7): 23-6.

20 Newhall K; Albright B; Tosteson A; Ozanne E; Trus T; Goodney PP. Cost-effectiveness of prophylactic appendectomy: a Markov model. *Surg Endosc.* 2017; (ISSN: 1432-2218).

Capítulo 5

Redução da taxa de apendicectomia negativa

Redução da taxa de apendicectomia negativa

Introdução:

O termo "apendicectomia negativa" é utilizado para designar uma situação específica em que o apêndice se encontra grosseiramente normal, mas tem de ser removido, num doente que é explorado através de uma incisão oblíqua inferior direita (grelha) para um diagnóstico pré-operatório presuntivo de apendicite aguda (AA) e a histopatologia subsequente da amostra confirma os achados intra-operatórios grosseiros[(1)] . Isto é diferente da "apendicectomia incidental", que é definida como a remoção cirúrgica de um apêndice macroscopicamente não doente durante a realização de outro procedimento cirúrgico primário[(2)] .

Alguns consideram o termo "apendicectomia negativa" apenas quando a remoção do apêndice não alivia os sintomas do doente. Alguns autores não consideram o termo quando, apesar do diagnóstico pré-operatório de AA, é encontrada outra patologia diferente (como um divertículo de Meckel ou uma patologia do ovário) e a remoção do apêndice aparentemente normal é considerada apropriada no decurso da operação[(2, 3)] .

Numa época habituada a um diagnóstico pré-operatório precoce e exato, a AA continua a ser um desafio enigmático e uma chamada de atenção para a arte do diagnóstico cirúrgico. Apesar dos extraordinários avanços na imagiologia radiográfica moderna e nos exames laboratoriais de diagnóstico, o diagnóstico continua a ser essencialmente clínico, exigindo uma mistura de observação, perspicácia clínica e ciência cirúrgica. De facto, os sinais e sintomas da AA tornaram-se um paradigma para o ensino clínico.

O diagnóstico clínico da AA pode ser um desafio, particularmente no grupo etário pediátrico. Existe um risco acrescido de perfuração em pediatria; por conseguinte, a necessidade de ferramentas de diagnóstico sensíveis e específicas é obrigatória. No entanto, deve recordar-se que é impraticável ter um diagnóstico pré-operatório definitivo em todos os casos e esta é uma das razões por detrás da questão da apendicectomia negativa[(4)] .

No entanto, a apendicectomia desnecessária não é totalmente isenta de problemas. Haverá uma pequena incidência de sepsia da ferida e de obstrução intestinal adesiva. Mais importante ainda é a situação em que a operação não consegue aliviar as queixas do doente, fazendo-o perder tempo e causando-lhe incómodo e sofrimento sem qualquer ganho terapêutico. Finalmente, existe sempre o argumento económico de que a apendicectomia desnecessária é um desperdício de recursos escassos[5] . Por outro lado, convém recordar que o tratamento excessivo para diminuir a taxa de apendicectomia negativa pode levar à aceitação de uma taxa mais elevada de apendicite perfurada[5] .

A nível mundial, os relatos de apendicectomia negativa continuam a variar entre 10-40%[1, 5] . Estão a ser envidados esforços para melhorar a precisão do diagnóstico, numa tentativa de contribuir para uma utilização mais racional dos recursos cirúrgicos, que podem ser escassos, especialmente nos países em desenvolvimento[6] . No entanto, nesta altura, o custo dos instrumentos de investigação modernos e avançados pode constituir um encargo para os recursos médicos, uma questão que é frequentemente discutida no contexto da relação custo-eficácia[6] .

A utilização crescente da laparoscopia diagnóstica para o tratamento da dor na fossa ilíaca direita pode ter baixado o limiar para a remoção de apêndices normais, particularmente com a perceção de que esta prática acarreta pouca morbilidade adicional. Foi referido que a era da laparoscopia pode ter baixado a taxa de apendicectomia negativa para cerca de 10-15%[5, 6] .

Estão em curso ensaios para melhorar a precisão do diagnóstico clínico, para introduzir investigações bioquímicas mais sensíveis e específicas e para otimizar os benefícios da imagiologia no diagnóstico. Nas páginas que se seguem, serão abordados estes esforços.

Ensaios para melhorar a precisão do diagnóstico clínico:

Os esforços para melhorar a precisão do diagnóstico clínico têm-se refletido claramente nas últimas décadas através da introdução contínua e de ensaios para a incorporação das chamadas "pontuações de diagnóstico" nas sessões de avaliação clínica do abdómen agudo[7] .

Os benefícios clínicos de uma pontuação de diagnóstico para a apendicite são continuamente reavaliados. O aparecimento de pontuações de diagnóstico baseou-se na hipótese de que a utilização clínica de uma pontuação melhora a tomada de decisões na AA. Na prática, estas pontuações são equivalentes ao grau de suspeita clínica do cirurgião. A avaliação da pontuação avalia a sua especificidade, sensibilidade, valor preditivo positivo e exatidão. A taxa de apêndice perfurado, a apendicectomia negativa, as complicações, o atraso na alta e a apendicectomia tardia foram parâmetros adicionais para a avaliação de diferentes pontuações[8] .

Um dos primeiros exemplos de pontuações clínicas é a "pontuação de Alvarado", que atribui um valor numérico a oito sinais e sintomas frequentemente associados à AA (Figura 1). Concluiu-se que é necessária uma investigação diagnóstica adicional em caso de pontuação Alvarado negativa ou equívoca[9] . Foi sugerido que a avaliação clínica que incorpora uma pontuação é fundamental para o tratamento de doentes com suspeita de AA antes de se considerar a realização de exames imagiológicos. Além disso, a aplicação de uma pontuação pode diminuir a necessidade de efetuar exames complementares de diagnóstico desnecessários[10] .

Symptoms	**Score**	**Signs**	**Score**
nausea	1	pyrexia	1
anorexia	2	Localized RIF tenderness	2
Peri umbilical pain	3	Muscle guarding	3
Peri umbilical pain shifting to RIF	4	Percussion tenderness	4
		Signs elicited (Pointing sign, Rovsing's sign, Psoas sign, Obturator sign)	5

Figura 1: "Pontuação de Alvarado".... A pontuação máxima é de 25

Os doentes com pontuações Alvarado de "3" ou inferiores que têm apêndices não visualizados e uma ecografia (US) normal são de baixo risco para AA ou patologia alternativa significativa e, por conseguinte, não é provável que beneficiem da tomografia computorizada (TC) ou da ressonância magnética (RM)[11] .

Devido às dificuldades de diagnóstico clínico encontradas durante a avaliação de doentes pediátricos com suspeita de AA, tem havido esforços recentes para desenvolver pontuações de diagnóstico clínico específicas para serem aplicadas no grupo etário pediátrico, como a pontuação de apendicite pediátrica (PAS)[12] . O "Lintula score"[13] , que foi criado e validado para reduzir a taxa de apendicectomia negativa em crianças, também foi modificado para ser aplicado em adultos com suspeita de AA. A utilização de pontuações de AA (desenvolvidas basicamente para crianças) parece proporcionar alguns benefícios em comparação com um diagnóstico clínico sem ajuda em adultos, pelo que pode ser uma ferramenta de diagnóstico útil para os cirurgiões gerais[13] . A diminuição da taxa de apendicectomia negativa e o recurso mais razoável à radiologia no grupo etário pediátrico parecem lógicos e importantes, mas a exploração tardia também pode ser prejudicial para as crianças[13] .

Os potenciais benefícios da estratificação do risco através da chamada pontuação da Resposta Inflamatória da Apendicite (AIR)" foram especificamente avaliados em doentes com dor abdominal inespecífica e suspeita de AA[14] . Concluiu-se também que a estratificação do risco (grupos de risco baixo, intermédio e elevado) dos doentes com suspeita de AA através da pontuação AIR poderia orientar a tomada de decisões para reduzir os internamentos, otimizar a utilidade do diagnóstico por imagem e evitar explorações negativas[14] .

Finalmente, pode concluir-se que a incorporação e a utilização frequente de pontuações diagnósticas pode melhorar a precisão clínica do diagnóstico e diminuir ou racionalizar a utilização de investigações adicionais. Deverá ter alguma contribuição para a diminuição da taxa de apendicectomia negativa em geral.

O papel dos marcadores inflamatórios:

Tem havido sempre a necessidade de um indicador ideal para cirurgia em doentes que se apresentam com abdómen agudo. Foram analisados vários marcadores, mas a procura continua, uma vez que nenhum se revelou eficaz[15].

O papel da proteína C-reactiva (PCR), isoladamente ou em combinação com a contagem de glóbulos brancos (WBC), na melhoria do diagnóstico de AA e na diminuição da taxa de apendicectomia negativa, foi o primeiro ensaio no contexto da avaliação de marcadores inflamatórios[15]. Seguiram-se vários ensaios de muitos novos marcadores adicionais, como a contagem de glóbulos brancos (WBC), a contagem absoluta de neutrófilos (ANC), o volume plaquetário médio (MPV), marcadores pró-inflamatórios como a procalcitonina plasmática (PCT), a interleucina-6 (IL-6) e o fator de necrose tumoral-α (TNF-α)[16, 17].

Na literatura, foram adoptadas diferentes metodologias para a avaliação da eficácia de um marcador. Correlação do nível pré-operatório contrastado com o resultado de uma pontuação; avaliação do nível do marcador pré-operatório com os achados intra-operatórios e histopatológicos e avaliação do valor do marcador em relação à estratificação do risco[15-17]. Além disso, a validade dos marcadores inflamatórios foi também avaliada em diferentes grupos etários[18]. Os critérios avaliados foram a sensibilidade, a especificidade, o valor preditivo positivo, o valor preditivo negativo e a exatidão de um marcador isoladamente ou em combinação com outros marcadores ou pontuações.[15-18]

Parece muito difícil tirar uma conclusão da literatura. Os resultados que provam uma baixa exatidão ou valor preditivo dos marcadores contrapõem-se aos resultados que recomendam a avaliação frequente dos marcadores inflamatórios como um auxílio ao diagnóstico clínico com ou sem pontuação. A idade, a duração da doença e a classificação histopatológica da inflamação influenciaram significativamente os resultados. Para além disso, os resultados dos testes tiveram de ser interpretados de forma diferente em diferentes grupos etários[16-18].

Uma conclusão recente recomendou que a estratificação do risco é mais valiosa no que respeita à avaliação pré-operatória. Afirmou que as variáveis de diagnóstico convencionais para AA, combinadas na pontuação AIR[14], são uma ferramenta de rastreio eficiente para classificar os doentes como de baixo, intermédio ou alto risco para AA e que a adição de novos marcadores inflamatórios não melhoraria ainda mais o desempenho do diagnóstico[19] .

O papel da imagiologia no diagnóstico da AA:

Os médicos enfrentam frequentemente o dilema de equilibrar a taxa de apendicectomia negativa e a taxa de perfuração se o diagnóstico se basear apenas na pontuação clínica. Os resultados laboratoriais são frequentemente inespecíficos e o papel dos marcadores inflamatórios é controverso. A imagiologia tem um papel importante não só no diagnóstico da AA e das suas complicações, mas também na sugestão de diagnósticos alternativos em casos adequados. No entanto, não existe um algoritmo de diagnóstico por imagem universalmente aceite para a AA[20] .

O papel da radiografia (radiografia simples do abdómen):

Na era anterior à disponibilidade da US, a radiografia simples do abdómen foi considerada útil no diagnóstico de casos ambíguos[21] . Os achados de um aumento da densidade dos tecidos moles na fossa ilíaca direita (FID), a indefinição da linha radiolucente do flanco direito produzida por gordura extra peritoneal, a indefinição da sombra do psoas direito, a distensão de uma ou duas alças do intestino delgado na FID ou a distensão do ceco e a presença de feacólito na FID foram considerados úteis e podem distinguir os casos complicados dos não complicados de AA. A deteção de um cálculo ureteral direito, embora inconclusiva, pode ser útil em casos equívocos[22] .

No entanto, o facto de as radiografias simples do abdómen serem frequentemente obtidas num doente não preparado, num contexto de emergência, o que afecta a sua qualidade e resolução, para além do perigo de exposição à radiação, especialmente em mulheres grávidas e crianças[23] , limitou grandemente o seu valor diagnóstico. Consequentemente, a radiografia não tem praticamente um papel claro no diagnóstico e tratamento da AA num contexto de emergência[20-23] .

O papel dos EUA:

A "US" é frequentemente referida como sendo útil em todas as idades, particularmente em crianças e jovens adultos não obesos, incluindo mulheres em idade reprodutiva[23] . Foi especificamente sugerida em raparigas com mais de 10 anos e continua a ser o exame imagiológico de eleição quando o resultado do exame clínico e da pontuação é equívoco[24] .

A espessura da parede do apêndice (normalmente inferior a 3 mm) e o conteúdo ultraluminal (feacólito grande anormal ou líquido não expressável) são considerados como critérios primários para determinar o estado do apêndice. O limite superior amplamente aceite para o diâmetro normal do apêndice é de 6 mm[25] . Foi afirmado que a identificação de um apêndice normal em

A US parece ser suficientemente exacta para excluir a apendicite com confiança, enquanto a US positiva deve ser interpretada em conjunto com as características clínicas para influenciar a decisão de operar. A incidência de um apêndice não inflamado aquando da operação pode ser reduzida com um aumento da taxa de visualização do apêndice por ecografistas experientes[25] .

A "US" tem sido recomendada em crianças, especialmente em casos clinicamente equívocos, para documentar ou excluir a AA, evitando a necessidade de observação prolongada e/ou hospitalização. Em casos equívocos, a US realizada por um ecógrafo qualificado pode melhorar a precisão do diagnóstico, poupando aos doentes cirurgias desnecessárias e identificando outras condições que imitam a apendicite[26] . No entanto, muitos profissionais debateram a utilização da US não direccionada neste contexto, uma vez que aumentou a taxa de apendicectomia negativa. Pode não aumentar a precisão global do diagnóstico, mas é promissora em determinados subgrupos, como as crianças entre os 7 e os 11 anos e as raparigas[27] .

Quando os resultados da US são correlacionados com os achados operatórios e patológicos e com o seguimento clínico, dependendo dos critérios de não compressibilidade e de atividade Doppler anormal do apêndice, concluiu-se uma sensibilidade de 90% e uma especificidade de 95%. A visualização de um apêndice não compressível ou de atividade Doppler anormal sugere fortemente AA. Mais importante ainda, a ausência de ambos os achados US define um "subconjunto de doentes" que pode ter alta em segurança sem internamento[28] .

A ausência ou presença de gás no apêndice por US foi utilizada como critério para excluir ou confirmar o diagnóstico de AA. Este sinal tem uma sensibilidade de 85%, uma especificidade de 79%, valores preditivos positivos e negativos de 57% e 94%, respetivamente. Concluiu-se que a deteção de gás no lúmen do apêndice com base na US ajuda a excluir a AA, enquanto a sua ausência confirma o diagnóstico de AA, especialmente nos casos em que os critérios estabelecidos pela US não estão suficientemente presentes ou são enganadores[29] .

A utilização da US na dor abdominal inferior pediátrica foi relatada como sendo útil na descoberta de diagnósticos alternativos e condições que imitam a AA neste grupo etário. A diverticulite de Meckel, a ileocaecite aguda e a enterite infecciosa podem ser diferenciadas através de uma avaliação ecográfica competente[30, 31] .

Em conclusão, a US deve ser a investigação primária para a AA quando o quadro clínico e a pontuação são equívocos ou quando se suspeita de um diagnóstico alternativo. A sua importância na prática pediátrica e em mulheres em idade fértil está comprovada[32] . No entanto, e particularmente na prática pediátrica, o julgamento clínico de um cirurgião pediátrico experiente continua a ser indispensável[33] .

O papel da tomografia computorizada e da ressonância magnética:

Em adultos com suspeita de AA com uma pontuação Alvarado baixa e US negativa ou inconclusiva, a TC pode ser utilizada como uma ferramenta de diagnóstico complementar[34] . No entanto, existem evidências que indicam a alteração do papel da TC no diagnóstico de AA em situações de emergência. Uma revisão recente concluiu que a taxa de utilização da TC em doentes com AA aumentou consideravelmente de 7,9% para 52,9% de 2000 a 2010[35] . A TC altera frequentemente o tratamento se o diagnóstico clínico for intermédio, mas raramente altera o plano de tratamento em doentes altamente suspeitos de AA .[36]

Em crianças, do ponto de vista do desempenho diagnóstico, a TC tem uma sensibilidade significativamente mais elevada do que a US para o diagnóstico de AA. Do ponto de vista da segurança, deve ser considerado o risco de radiação associado à TC. Existem fortes provas que apoiam a melhoria dos resultados dos doentes em crianças com suspeita de AA, mas uma abordagem clínica e imagiológica integrada, aplicando pontuações clínicas capazes de prever quais as crianças com dor abdominal aguda que têm ou não probabilidade de AA, pode melhorar a eficácia do diagnóstico imagiológico e evitar a exposição desnecessária a radiações de crianças de baixo risco[37] .

Na Europa, foi levantada a questão de saber se a imagiologia de todos os casos pediátricos, que parecem ter todos os sinais e sintomas de AA simples e sem complicações, mas que, na realidade, têm uma patologia não apendicular presumivelmente auto-resolutiva, reduziria a taxa de apendicectomia negativa neste grupo etário. Os dados não apoiam esta prática e foi recomendado um exame clínico repetido por um cirurgião pediátrico experiente[38] .

Foi também estudado um protocolo de US e TC com contraste i.v. no diagnóstico de AA em crianças e adolescentes. A coorte de pacientes estudados tem achados clínicos equívocos para AA. Foram primeiro avaliados por US, se os resultados fossem definitivos, não se realizava mais nenhum trabalho, mas se a US fosse negativa ou inconclusiva, obtinha-se a TC com contraste. O protocolo detectou uma sensibilidade de 94%, uma especificidade de 95%, um valor preditivo positivo de 90%, um valor preditivo negativo de 97% e uma exatidão de 94%. A visualização do apêndice não foi muito afetada pelo excesso de gordura intra-abdominal. Concluiu-se que a TC com contrato, após um resultado negativo ou inconclusivo da US, é fiável e precisa no diagnóstico de AA em crianças[39] .

A TC espiral focada no apêndice sem contraste foi também avaliada e os resultados prospectivos do teste foram comparados com os resultados cirúrgicos e histopatológicos e o seguimento clínico, tendo sido avaliado o efeito da TC espiral na gestão dos doentes e nos recursos clínicos. O teste foi sensível em 95,4% e específico em 100%, com uma exatidão de 98,2%, um valor preditivo positivo de 100% e um valor preditivo negativo de 97,1%. Mais importante ainda, a TC em espiral foi útil na revelação de um diagnóstico alternativo em doentes negativos para AA, pelo que é um teste preciso para diagnosticar ou excluir AA[(40)] .

Recentemente, foram envidados esforços no sentido de reduzir a radiação ionizante emitida pelos exames de TC a crianças e mulheres em idade fértil durante a avaliação da apendicite. A RM surgiu como uma modalidade de diagnóstico alternativa. As características de diagnóstico da RM foram uma sensibilidade de 96,8%, uma especificidade de 97,4%, um valor preditivo positivo de 92,4% e um valor preditivo negativo de 98,9%. Dada a exatidão do diagnóstico e os resultados clínicos favoráveis, sem os riscos potenciais da radiação ionizante, a RM pode suplantar o papel da TC na imagiologia da apendicite pediátrica[(41)] .

Os conceitos subjacentes ao apêndice clinicamente AA versus apêndice histopatologicamente normal; uma razão para a apendicectomia negativa:

Tem havido um ressurgimento do interesse relativamente à patogénese da dor apendicular sem AA histológica. Uma "AA precoce não complicada" ou uma "AA de resolução espontânea", como entidade clínica, ocorre pelo menos num em cada 13 casos e tem uma taxa de recorrência global de 38%, com a maioria a recorrer no prazo de um ano[(42)] . Tem sido sugerido que a decisão de operar por suspeita de AA não deve ser tomada precipitadamente às primeiras horas da manhã, podendo ser adiada com segurança durante a noite sem aumentar a morbilidade e a mortalidade. Um bom número destes casos apresenta um quadro clínico mais claro aquando de um novo exame antes da operação[(43)] .

A chamada "apendicite asséptica" também foi considerada como exemplificando o distúrbio universal chamado "hipertensão muscular e endoceral", que inicia várias doenças secundárias, incluindo infecções. O apêndice é uma câmara contrátil e, por conseguinte, está sujeito às perturbações inerentes características observadas nestes compartimentos constituintes em todo o corpo. As suas identidades, relações e perturbações típicas são obscurecidas por termos arbitrários e redundantes. Cada ação muscular é um duplo efeito, mas a atividade desconcertada dos músculos emparelhados é generalizada, o que dá origem a muitas doenças secundárias, especialmente as que se desenvolvem na e a partir da câmara contrátil universal (44).

O conceito de "Apendicite Neuroimune" foi investigado. Uma vez que o conteúdo de neuropeptídeos parece estar alterado na inflamação crónica, alguns trabalhadores investigaram possíveis alterações nas inervações peptidérgicas para a substância P (SP), os peptídeos intestinais vasoactivos (VIP) e a proteína-43 associada ao crescimento (GAP-43). Classificaram o apêndice como apresentando AA, não AA (sinais clínicos de AA, mas histologicamente normal) ou normal. Todos foram processados para imunohistoquímica de SP, VIP e GAP-34. Concluíram que a neuroproliferação no apêndice, em associação com um aumento dos neurotransmissores SP, VIP e GAP-34, pode estar envolvida na fisiopatologia da dor aguda no abdómen inferior direito na ausência de AA (a chamada cólica do apêndice). Sugeriram que a apendicite neuro-imune é uma entidade patológica distinta[(45)] .

É possível que exista um subgrupo de doentes, em todas as idades, em que um pequeno atraso intra-hospitalar antes da decisão de operar o AA não teria impacto no aumento da taxa de complicações e poderia evitar uma cirurgia desnecessária[(46)] . No entanto, esse atraso não deve exceder 12 horas e os doentes que são candidatos a esse atraso planeado devem ser cuidadosamente seleccionados. O risco de perfuração é o principal critério a ter em conta nesta política[(47)] . Um estudo recente demonstrou que não havia associação entre a perfuração e o tempo de internamento hospitalar antes da cirurgia para AA. Estes resultados podem refletir a seleção das pessoas com maior risco de perfuração para uma intervenção mais precoce ou o efeito de antibióticos iniciados no momento do diagnóstico, mas também são consistentes com a hipótese de que a perfuração é mais frequentemente uma ocorrência pré-hospitalar e/ou um fenómeno estritamente dependente do tempo[(48)] . No entanto, o estudo não incluiu casos pediátricos de AA. Esta consideração deve ser efectuada cuidadosamente na AA pediátrica[49] .

Conclusões:

Os esforços para reduzir a taxa de apendicectomia negativa são principalmente orientados para a melhoria da precisão do diagnóstico clínico através da inclusão de pontuações. Os relatórios não demonstram um benefício diagnóstico claro para os marcadores inflamatórios. A investigação primária em casos clinicamente equívocos é a US, que tem uma precisão de diagnóstico fiável em mãos experientes. A TAC tem uma melhor precisão de diagnóstico do que a US, mas apresenta riscos de radiação. A RMN pode ser um substituto fiável. O conceito de dor apendicular sem inflamação não é apoiado. A necessidade de alterar o plano de tratamento da AA é uma questão controversa[50] .

Referências:

1. Howell JM; Eddy OL; Lukens TW; Thiessen ME; Weingart SD; Decker WW; Política clínica: Critical issues in the evaluation and management of emergency department patients with suspected appendicitis. *Ann Emerg Med.* 2010; 55(1):71-116.

2. Kaderli R. Apendicectomia acidental: risco padrão ou injustificado? *Ther Umsch.* 2014; 71(12):753-8

3. Mohammed K. Incidental appendisectomy; How Far is it Justifiable? *Al-Kindy Co Med J.* 2004; 2(1):22-25.

4. Mehraj A; Naqvi MA; Din HU; Waqas. Importância da avaliação clínica no diagnóstico da apendicite aguda e seu papel na diminuição da taxa de apendicectomia negativa. *J Ayub Med Coll Abbottabad.* 2012; 24(2):7-9 (ISSN: 1025-9589).

5. Lee M; Paavana T; Mazari F; Wilson TR. A morbidade da apendicectomia negativa. *Ann R Coll Surg Engl.* 2014; 96(7):517- 20.

6. Wente MN; Waleczek H. Estratégia para evitar apendicectomias negativas. *Chirurg*. 2009; 80(7):588-93.

7. Sammalkorpi HE; Mentula P; Leppaniemi A. A new adult appendicitis score improves diagnostic accuracy of acute appendicitis: a prospective study. *BMC Gastroenterol*. 2014; 14:114 (ISSN: 1471-230X).

8. Zielke A; Sitter H; Rampp T; Bohrer T; Rothmund M. Clinical decision-making, ultrasonography, and scores for evaluation of suspected acute appendicitis. *World J Surg*. 2001; 25(5):578-84 (ISSN: 0364-2313).

9. Winn RD; Laura S; Douglas C; Davidson P; Gani JS. Protocolo abordagem baseada na suspeita de apendicite, incorporando a pontuação de Alvarado e antibióticos em ambulatório. *ANZ J Surg*. 2004; 74(5):324-9 (ISSN: 1445-1433).

10. Apisarnthanarak P; Suvannarerg V; Pattaranutaporn P; Charoensak A; Raman SS; Apisarnthanarak A. Alvarado score: can it reduce unnecessary CT scans for evaluation of acute appendicitis? *Am J Emerg Med*. 2015; 33(2):266-70 (ISSN: 15328171).

11. Jones RP; Jeffrey RB; Shah BR; Desser TS; Rosenberg J; Olcott EW. Journal Club: the Alvarado score as a method for reducing the number of CT studies when appendiceal ultrasound fails to visualize the appendix in adults. *AJR Am J Roentgenol*. 2015; 204(3):519-26 (ISSN: 1546-3141).

12. Pogorelic Z; Rak S; Mrklic I; Juric I. Validação prospetiva do score de Alvarado e do Pediatric Appendicitis Score para o diagnóstico de apendicite aguda em crianças. *Pediatr Emerg Care*. 2015; 31(3):164-8 (ISSN: 1535-1815).

13. Lintula H; Kokki H; Pulkkinen J; Kettunen R; Grohn O; Eskelinen M. Diagnostic score in acute appendicitis. Validação de uma pontuação de diagnóstico (pontuação Lintula) para adultos com suspeita de apendicite. *Langenbecks Arch Surg*. 2010; 395(5):495-500

(ISSN: 1435-2451).

14. Scott AJ; Mason SE; Arunakirinathan M; Reissis Y; Kinross JM; Smith JJ. Estratificação de risco pelo escore de resposta inflamatória de apendicite para orientar a tomada de decisão em pacientes com suspeita de apendicite. *Br J Surg*. 2015; 102(5):563-72 (ISSN: 1365-2168).

15. Dias BH; Rozario AP; Olakkengil SA. Papel dos marcadores inflamatórios como preditores de laparotomia em pacientes com abdómen agudo. *ANZ J Surg*. 2015; 85(10):755-9 (ISSN: 14452197).

16. Huang D; Han M; Xie Y. Valor dos marcadores inflamatórios sanguíneos no diagnóstico de apendicite aguda em crianças. *Nan Fang Yi Ke Da Xue Xue Bao*. 2012; 32(8):1154-6 (ISSN: 1673-4254).

17. Bozkurt S; Kose A; Erdogan S; Bozali GI; Ayrik C; Arpaci RB; et.al. MPV e outros marcadores inflamatórios no diagnóstico de apendicite aguda. *J Pak Med Assoc*. 2015; 65(6):637-41 (ISSN: 00309982).

18. Mekhail P; Naguib N; Yanni F; Izzidien A. Apendicite no grupo etário pediátrico: correlação entre marcadores inflamatórios pré-operatórios e diagnóstico histológico pós-operatório. *Afr J Paediatr Surg*. 2011; 8(3):309-12 (ISSN: 0974-5998).

19. Andersson M; Ruber M; Ekerfelt C; Hallgren HB; Olaison G; Andersson RE. Podem novos marcadores inflamatórios melhorar o diagnóstico de apendicite aguda? *World J Surg*. 2014; 38(11):2777- 83 (ISSN: 1432-2323).

20. Debnath J; George RA; Ravikumar R. Imagiologia na apendicite aguda: What, when, and why? *Med J Forças Armadas da Índia*. 2017; 73(1):74-79 (ISSN: 0377-1237).

21. Nadia M; Hela J; Nadia AA; Ould CS; Kaled K; Mehdi G; et.al. Role of imaging in the exploration of the abdomen, in Fethi D; *Abdominal surgery*. Publicação Intech, 1st Ed. 2012; 3.

22. Steven RC. Appendicitis, em *Current concepts in General Surgery: a Resident Review*. Landes Bioscience ed. 2006; 71-72.

23. Thirumoorthi AS; Fefferman NR; Ginsburg HB; Kuenzler KA; Tomita SS. Managing radiation exposure in children--reexamining the role of ultrasound in the diagnosis of appendicitis. *J Pediatr Surg*. 2012; 47(12):2268-72 (ISSN: 1531-5037).

24. Di Cesare A; Parolini F; Morandi A; Leva E; Torricelli M. Precisamos de exames de imagem para diagnosticar apendicite em crianças? *Afr J Paediatr Surg*. 2013; 10(2):68-73 (ISSN: 0974-5998).

25. Scrimgeour DS; Driver CP; Stoner RS; King SK; Beasley SW. Quando é que a ultrassonografia influencia a gestão na suspeita de apendicite? *ANZ J Surg*. 2014; 84(5):331-4 (ISSN: 1445-2197).

26. Even-Bendahan G; Lazar I; Erez I; Guttermacher M; Verner M; Konen O; et.al. Role of imaging in the diagnosis of acute appendicitis in children (Papel da imagiologia no diagnóstico de apendicite aguda em crianças). *Clin Pediatr (Phila)*. 2003; 42(1):23-7 (ISSN: 0009-9228).

27. Bullapur HM; Deshpande AV; Phin SJ; Cohen RC. Ultrassonografia adjunta em crianças com suspeita de apendicite aguda: identificando o grupo-alvo ideal. *ANZ J Surg*. 2014; 84(5):326- 30 (ISSN: 1445-2197).

28. Zakaria O; Sultan TA; Khalil TH; Wahba T. Role of clinical judgment and tissue harmonic imaging ultrasonography in diagnosis of pediatric acute appendicitis. *World J Emerg Surg*. 2011; 6(1):39 (ISSN: 1749-7922).

29. Reddan T; Corness J; Mengersen K; Harden F. Ultrassom de apendicite e seus sinais secundários de sonografia: fornecendo uma descoberta mais significativa. *J Med Radiat Sci*. 2016; 63(1):59-66 (ISSN: 2051-3909).

30. Kornblith AE; Doniger SJ. Point-of-Care Ultrasonography for Appendicitis Uncovers Two Alternate Diagnoses. *Pediatr Emerg Care*. 2016; 32(4):262-5

(ISSN: 1535-1815).

31. Tarantino L; Giorgio A; de Stefano G; Scala V; Esposito F; Liorre G; Farella N; et.al. Acute appendicitis mimicking infectious enteritis: diagnostic value of Sonography. *J Ultrasound Med.* 2003; 22(9):945-50 (ISSN: 0278-4297).

32. Lembcke B. Ultrasonography for acute appendicitis - the way it looks today. *Z Gastroenterol.* 2016; 54(10):1151-1165 (ISSN: 1439-7803).

33. Bal A1, Anl M, Narturk M, Ozdemir T, Arkan A, Kδyluoglu G, et.al. Importância da tomada de decisões clínicas por cirurgiões pediátricos experientes quando há suspeita de apendicite aguda em crianças: The Reality in a High-Volume Pediatric Emergency Department. *Pediatr Emerg Care.* 2016 Jun 21. [E.pub ahead of print].

34. Caglayan K; Gunerhan Y; Koc A; Uzun MA; Altınlı E; Kδksal N. The role of computerized tomography in the diagnosis of acute appendicitis in patients with negative ultrasonography findings and a low Alvarado score. *Ulus Travma Acil Cerrahi Derg.* 2010; 16(5):445-8 (ISSN: 1306-696X).

35. Ho TL; Muo CH; Shen WC; Kao CH. Mudança do papel da tomografia computorizada no diagnóstico de apendicite aguda nas salas de emergência. *QJM.* 2015; 108(8):625-31 (ISSN: 1460-2393).

36. Santos DA; Manunga J; Hohman D; Avik E; Taylor EW. How often does computed tomography change the management of acute appendicitis? *Am Surg.* 2009; 75(10):918-21 (ISSN: 0003-1348).

37. Doria AS. Optimizing the role of imaging in appendicitis. *Pediatr Radiol.* 2009; 39 Suppl 2:S144-8 (ISSN: 1432-1998).

38. Lander A. The role of imaging in children with suspected appendicitis: the UK perspective. *Pediatr Radiol.* 2007; 37(1):5-9 (ISSN: 0301-0449).

39. Garcia M; Taylor G; Babcock L; Dillman JR; Iqbal V; Quijano CV; et.al .

Tomografia computorizada apenas com contraste intravenoso: o papel da gordura intra-abdominal na capacidade de visualizar o apêndice normal em crianças. *Acad Emerg Med.* 2013; 20(8):795-800 (ISSN: 1553-2712).

40. Mullins ME, Kircher MF, Ryan DP, et al. Evaluation of suspected appendicitis in children using limited helical CT and colonic contrast material. AJR Am J Roentgenol. 2001 Jan. 176(1):37-41.

41. Kulaylat AN; Moore MM; Engbrecht BW; Brian JM; Khaku A; Hollenbeak CS; et.al. Um programa de ressonância magnética implementado para eliminar a radiação da avaliação de apendicite pediátrica. *J Pediatr Surg.* 2015; 50(8):1359-63 (ISSN: 1531-5037).

42. Cobben N et.al. Spontaneously resolving appendicitis; frequency and natural history in 60 patients. Radiology. 2000; 215 (2): 39452.

43. Eko FN; Ryb GE; Drager L; Goldwater E; Wu JJ; Counihan TC. Momento ideal de cirurgia para apendicite aguda não complicada. *N Am J Med Sci.* 2013; 5(1):22-7 (ISSN: 2250-1541).

44. Baggot MG. Aseptic appendicitis. Med Hypotheses 1999; 53 (5): 429-31.

45. Di Scbastiano P et.al. Neuroimmun appendicitis. Lancet 1999; 354 (9177): 461-66.

46. Gupta A; Regmi S; Hazra NK; Panhani ML; Talwar OP. Clinically monitored delay-A valid option in cases with doubtful diagnosis of acute appendicitis. Indian J Surg. 2010; 72(3):215-9 (ISSN: 0972-2068).

47. Drake FT; Mottey NE; Farrokhi ET; Florence MG; Johnson MG; Mock C; et.al. Time to appendectomy and risk of perforation in acute appendicitis. JAMA Surg. 2014; 149(8):837-44 (ISSN: 2168-6262).

48. Bhangu A; Safety of short, in-hospital delays before surgery for acute appendicitis: multicenter cohort study, systematic review, and meta-analysis.

Ann Surg. 2014; 259(5):894-903 (ISSN: 15281140).

49. Mandeville K; Monuteaux M; Pottker T; Bulloch B. Effects of Timing to Diagnosis and Appendectomy in Pediatric Appendicitis. *Pediatr Emerg Care*. 2015; 31(11):753-8 (ISSN: 1535-1815).

50. Sadot E; Wasserberg N; Shapiro R; Keidar A; Oberman B; Sadetzki S. Apendicite aguda no século XXI: devemos modificar o protocolo de gestão? *J Gastrointest Surg*. 2013; 17(8):1462-70 (ISSN: 1873-4626).

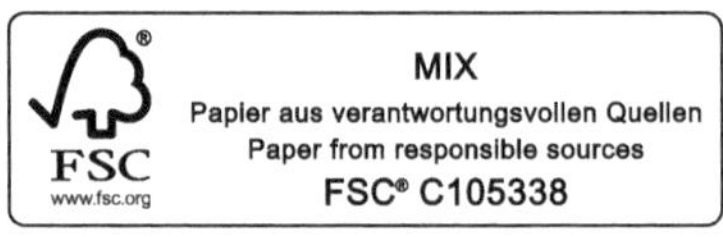

Printed by Books on Demand GmbH, Norderstedt / Germany